Dr Joseph RENAUD
DE L'UNIVERSITÉ DE PARIS
ANCIEN EXTERNE DES HÔPITAUX
MÉDAILLE DE BRONZE
DE L'ASSISTANCE PUBLIQUE

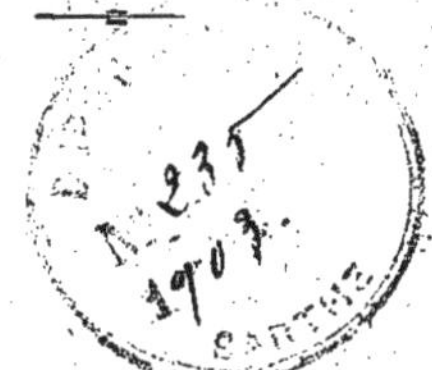

DE L'OSTÉOMYÉLITE

DES NOURRISSONS

SES RAPPORTS AVEC LA PSEUDO-PARALYSIE SYPHILITIQUE

PARIS
Jules ROUSSET
1, rue Casimir-Delavigne
et 12, rue Monsieur-le-Prince
(anciennement 36, rue Serpente)

1903

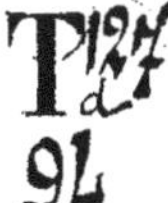

Dr Joseph RENAUD
DE L'UNIVERSITÉ DE PARIS
ANCIEN EXTERNE DES HÔPITAUX
MÉDAILLE DE BRONZE
DE L'ASSISTANCE PUBLIQUE

DE L'OSTÉOMYÉLITE

DES NOURRISSONS

SES RAPPORTS AVEC LA PSEUDO-PARALYSIE SYPHILITIQUE

PARIS
Jules ROUSSET
1, RUE CASIMIR-DELAVIGNE
ET 12, RUE MONSIEUR-LE-PRINCE
(anciennement 36, rue Serpente)

1903

A LA MÉMOIRE DE MON PERE

A MA MÈRE

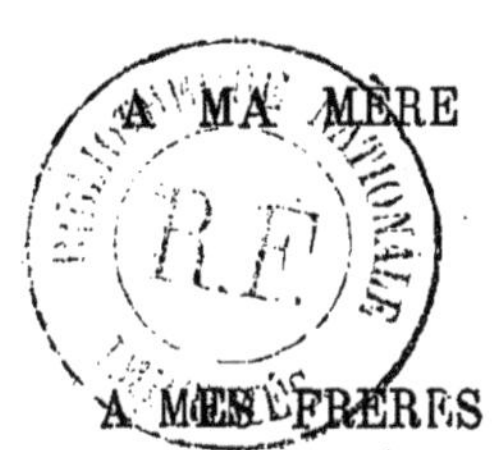

A MES FRERES

A MA SŒUR

A MES PARENTS

A MES AMIS

A MES MAITRES

A MON PRÉSIDENT DE THÈSE

MONSIEUR LE PROFESSEUR GAUCHER

PROFESSEUR DE CLINIQUE DES MALADIES CUTANÉES

ET SYPHILITIQUES

A LA FACULTÉ DE MÉDECINE

MÉDECIN DE L'HOPITAL SAINT LOUIS

CHEVALIER DE LA LÉGION D'HONNEUR.

INTRODUCTION

Ayant observé chez notre maître M. Netter, un cas d'ostéomyélite chez un nourrisson syphilitique héréditaire, nous avons pensé faire de cette question, intéressante à différents points de vue, le sujet de notre thèse inaugurale.

Nos recherches nous ayant permis de rassembler seulement 2 autres cas avec examen bactériologique, (obs. I, II, III), nous nous sommes reportés aux observations de pseudo-paralysie syphilitique, et parmi elles, nous avons rassemblé 3 groupes de faits :

1° Des pseudo paralysies syphilitiques terminées par la mort, et dans lesquelles l'autopsie a montré du pus au niveau des os atteints.

2° Des pseudo paralysies syphilitiques terminées par la mort, dans lesquelles l'autopsie n'a pas montré de pus.

3° Des pseudo paralysies syphilitiques terminées par la

mort, dans lesquelles l'autopsie n'a pas été faite. Nous avons rassemblé tous ces cas de mort dans les observations publiées sous le titre « pseudo paralysie syphilitique » ou « lésions syphilitiques osseuses sans pseudo paralysie » pour en retirer quelques déductions soit en les comparant entre elles, soit surtout en les comparant aux cas de pseudo paralysie syphilitique guéris.

Le 1er groupe comprend des observations que nous croyons pouvoir ranger dans l'ostéomyélite chez des sujets dont les symptômes de syphilis existent. (Obs. IV, V, VII, VIII, IX, X) ou n'existent pas (Obs. VI, XI).

Le 2e groupe contient aussi 2 cas où la syphilis n'est peut-être pas en cause (Obs. XII, XV), bien que le fait soit moins certain que pour les observations du 1e groupe ; et 3 cas où la pseudo paralysie syphilitique est plus probable. (Obs. XIII, XIV, XVI). Dans les deux premiers, l'enfant ne présente pas de lésions syphilitiques nettes, dans les trois autres, l'enfant est nettement syphilitique.

Le 3e groupe comprend 5 observations que nous considérons comme des pseudo paralysies syphilitiques chez des sujets présentant tous d'autres lésions syphilitiques.

Nous traiterons dans autant de chapitres : l'historique, l'étiologie, la symptomatologie, le pronostic avec la marche et la terminaison, le diagnostic, le traitement. Chacun de ces chapitres ayant trait à l'ostéomyélite des nourrissons en général, nous y noterons ce qui appartient en propre à l'ostéomyélite des syphilitiques héréditaires précoces ou ce qui a trait au diagnostic entre l'ostéomyélite et la pseudo paralysie syphilitique, notre travail visant surtout le diagnostic différentiel entre ces deux affections.

Avant d'aborder ce sujet, c'est avec plaisir que nous suivons l'exemple de nos aînés en remerciant tous les maîtres qui ont dirigé nos études, car nous ne saurons jamais nous acquitter assez de cette dette.

Que M. le Dr Parmentier et M. le Pr Gilbert qui nous ont initié aux difficultés de l'art médical veuillent bien accepter l'hommage de notre reconnaissance.

MM. les Drs Lejars et Quénu dont nous avons suivi avec intérêt les méthodiques leçons voudront bien nous permettre de leur présenter notre respectueux hommage.

Que M. le Dr Nélaton, qui nous a prodigué ses conseils, et dont nous avons suivi le solide enseignement, reçoive ici l'expression de notre vive gratitude pour l'accueil bienveillant qu'il nous a toujours offert.

Nous n'oublierons pas de payer notre dette de reconnaissance à M. le Dr Queyrat, dont nous avons pu apprécier la haute valeur clinique en vénéorologie, et à M. le Dr Jalaguier qui nous a permis de profiter de son enseignement et de son expérience en clinique chirurgicale infantile.

Nous ne saurions sans ingratitude oublier ce que nous devons à M. le Dr Achard pour les conseils éclairés dont il nous a entouré dans son service.

MM. les Drs Delens et Morax auprès de qui nous nous sommes familiarisés à la pratique ophtalmologique nous permettront de leur adresser nos plus sincères remerciements.

M. le Dr Netter qui nous a aplani les difficultés de la clinique infantile, nous a guidé et encouragé dans notre tâche, permettra que nous lui en témoignions le plus absolu dévouement.

Nous voulons aussi remercier et bien sincèrement MM. les internes qui nous ont facilité la tâche avec tant de zèle. Nous sommes heureux de remercier M. le Dr Salomon du généreux concours qu'il nous a offert.

Nous prions M. le Pr Gaucher de croire que nous lui savons un gré infini de l'honneur qu'il veut bien nous faire en acceptant la présidence de ce modeste travail.

HISTORIQUE

Nous ne dirons que quelques mots de l'histoire de l'ostéomyélite en général. Comme la plupart des questions, l'ostéomyélite a passé par 3 phases :

Dans une première phase qui s'étend jusqu'à la deuxième moitié du XIX siècle, l'ostéomyélite n'est pas décrite comme entité morbide ; la thèse de Maisonneuse (Th. d'Agrégation 1836) donne le résumé des connaissances acquises jusque là.

La deuxième phase commence à Chassaignac, c'est lui qui le premier s'occupa de cette question et publia à 4 ans d'intervalle deux mémoires traitant, l'un « des abcès sous-périostiques aigus » présenté le 10 août 1853 à la Société de Chirurgie ; l'autre de « l'ostéite qu'il appelait à cause de ses symptômes graves, typhus des membres. A la même époque Schutzenberger donne à la même affection le nom de périostite phlegmoneuse diffuse, estimant que le périoste jouait le premier rôle.

Plus tard Klose étudie ces faits sous le nom de décollements spontanés des épiphyses ; Ollier en fait de l'ostéite juxta épiphysaire, et Sésary de la médullite. A cette deuxième phase, consacrée à l'anatomie pathologique, fait suite la troisième où l'étiologie complète, avec la pathogénie, l'étude de cette question.

L'infection déjà prévue par Gosselin, Lucke, Eberth, Klebs, Recklinghausen, fut reconnue définitivement comme cause de l'ostéomyélite par les travaux de M. le Pr Lannelongue et ceux de Pasteur (28 mars 1878). Après le staphylocoque on trouve dans le pus de l'ostéomyélite le streptocoque, le bacille d'Eberth, le pneumocoque et même le bacille de la lèpre.

Si la coïncidence de l'ostéomyélite et la syphilis héréditaire précoce est de constatation récente, cependant les observations publiées par Parrot et depuis lors témoignent bien parfois d'une incertitude évidente dans le diagnostic ou laissent percer des doutes sur la nature des suppurations survenant chez des syphilitiques héréditaires, et plusieurs communications publiées sur ce sujet estiment que la suppuration, assez fréquente au cours de la syphilis héréditaire doit provenir d'une infection surajoutée.

L'observation VI (Guéniot), que nous considérons comme relative à un cas d'ostéomyélite chez un enfant qui ne présentait aucun signe de syphilis autre que sa pseudo paralysie, fit d'abord penser à M. le Dr Guéniot qu'il s'agissait d'une ostéite suppurée des extrémités diaphysaires avec symptômes d'infection purulente ; Parrot tenant compte de l'état cachectique du malade, des ulcérations inguinale et ombilicale, des exudats périhépatiques, des plaques érythémateuses cutanées qui se montrèrent les derniers jours au visage et sur les membres inférieurs, considère cet enfant comme atteint de syphilis. Guéniot partagea dans la suite cet avis.

Hénoch (Berlin. Klin. Wochenschrift 1884) faisant la critique des observations publiées par Somma, Schüller et Hueter n'admet comme syphilitiques que les cas guéris par le traitement.

Baginski (Berlin. Med. Gesellsch. 25 juin 84) dit qu'il faut éviter de considérer toutes les arthrites des nourrissons comme hérédo-syphilitiques, il cite deux cas chez des nourrissons, opérés et guéris, l'un avec ankylose ; dans les deux cas le début s'était fait dans les parties molles et le pus avait envahi secondairement la jointure. Nous voyons donc que la difficulté du diagnostic est encore un fait reconnu par cet auteur.

En 1888, M. le Dr Thibierge publie à la *Société anatomique de Paris*, un cas d'ostéo arthrite a staphylocoque chez un syphilitique héréditaire :

Un peu plus tard Hutchinson, (British med, 16 Avril 1892) parlant de la coïncidence possible de l'infection et de la pseudo paralysie syphilitique, s'exprime ainsi : L'inflammation épiphysaire chez les hérédo-syphilitiques précoces n'est pas rare, la suppuration peut se manifester aussi bien chez un syphilitique que chez un sujet sain et on peut se demander s'il ne s'agit pas d'une arthrite pyémique chez un syphilitique. Il cite les Drs Bargioni et Heubner ainsi que d'autres qui ont rapporté des cas de suppuration articulaire chez des syphilitiques héréditaires.

La même année, Koplick publie un cas d'ostéoarthrite à

streptocoque chez un enfant dont la mère était nettement syphilitique et qui ne portait lui-même aucune lésion apparente de syphilis.

En 1895, M. le Dr Mauclaire (Arch. Gén. Méd. 1895) dans un travail sur les suppurations articulaires, dans les principales maladies infectieuses, s'étend quelque peu sur la suppuration dans la syphilis héréditaire : « Chez les enfants syphilitiques, dit-il, l'épiphysite peut se propager à l'articulation et y déterminer une suppuration septique. Nitohire, Bargioni Heubner, Parrot, Fournier, Wagner, Schuller, Taylor, Barlow en ont rapporté des exemples. Rommiano a noté également dans la syphilis héréditaire des arthropathies caractérisées par une tuméfaction énorme et par la rapidité et l'abondance de la suppuration, sans que cependant les os fussent atteints ; ces arthrides, dit-il, sont probablement infectieuses ». Abordant ensuite la pathogénie de l'affection, il dit : « Il y aurait lieu de se demander si l'infection suppurative articulaire, si fréquente chez les enfants, n'est pas venue se greffer sur une articulation déjà malade, comme sur un *locus minoris resistentiæ*, sans que la syphilis soit directement en cause. Dans ces arthrites, la suppuration peut apparaître sans qu'il y ait de plaie articulaire, les agents infectieux étant introduits dans l'articulation, soit par la voie sanguine, soit par la voie lymphatique ».

En 1896, Betham Robinson (*Britisch Med.* 1896), traitant la même question, remarque que, en général la synoviale ne souffre pas dans l'épiphysite syphilitique, le liquide étant absorbé laisse la jointure indemne ou avec quelques adhérences ; dans des cas exceptionnels la suppuration peut survenir, mais alors il faut admettre la possibilité d'un processus infectieux surajouté.

En 1897, M. le Pr Kirmisson (Kirmisson et Jacobson. *Revue d'orthopédie*) aborde assez longuement cette question et se prononce nettement en faveur de l'infection surajoutée dans les cas où la suppuration s'est manifestée au cours de la syphilis héréditaire. « L'existence d'une arthrite ne nous paraît pas plus démontrée dans la syphilis héréditaire que dans la syphilis acquise... Hueter, dans quelques cas d'arthrites suppurées, où la suppuration était peut-être due à des circonstances surajoutées, a vu et décrit dans le cartilage articulaire des pertes de substance limitées qu'il considère comme caractéristiques de la syphilis héréditaire. Max Schuller décrit des lésions analogues avec épanchement de sérosité louche dans l'articulation et qu'il considère comme un stade moins avancé de l'affection décrite par Hueter.

« Il est à peine besoin de faire remarquer combien la nature hérédo-syphilitique des accidents décrits par Hueter et Schuller est peu prouvée. De ce qu'un enfant est hérédo-syphilitique, est-on autorisé à attribuer toutes les affections dont il est atteint à la syphilis héréditaire ?

« Summa, déjà, avait attiré l'attention sur des faits analogues ; il rapporte 6 observations d'arthropathies, ayant évolué en même temps que d'autres manifestations syphilitiques ; ces formes graves, cachectisantes, débutent généralement, d'après l'auteur, par de la fièvre, l'enfant pousse des cris aigus, dès qu'on veut faire mouvoir ses membres, puis les jointures gonflent, rougissent, la température locale s'élève, enfin les symptômes aigus disparaissent et l'affection évoluant sous un mode subaigu met un ou deux mois pour arriver à résolution ; 2 cas suivis de mort ont montré l'articulation remplie par un exsudat séro-purulent, du ramollissement, de la nécrose des cartilages, et de la raréfaction du tissu osseux des extrémités articulaires ; les 4 autres cas ont guéri. Nous ne considérons pas la forme aiguë primitive de l'arthropathie hérédo-syphilitique comme démontrée, notre impression est que dans les faits précédents il s'agit de maladie de Parrot (cas guéris) ou d'arthrites suppurées (cas de Schuller), il se peut d'ailleurs que l'arthrite suppurée soit survenue comme complication dans le cours d'une arthropathie spécifique ; il est possible encore qu'une gomme épiphysaire s'ouvre dans l'articulation et y détermine une arthrite suraiguë bien que le fait n'ait jamais été observé dans les arthropathies syphilitiques héréditaires. »

Quant à la conception de Max Schuller qui fait des cas précédents, suivant qu'ils ont provoqué ou non la formation de pus, des stades différents d'une même arthropathie syphilitique, M. le Pr Kirmisson la considère comme une « théorie séduisante mais non démontrée » ; avec Virchow et Hénoch, il croit que les arthropathies syphilitiques ne suppurent pas.

En 1901, M. le Dr Morestin, dans un article sur la syphilis articulaire (*Arch. gén. méd.* 1901) s'exprime dans les mêmes termes : « Les arthrites suppurées observées chez les hérédo-syphilitiques ne sont pas liées directement à la syphilis. Ces pauvres êtres sont exposés aux infections de toute sorte et font très volontiers des suppurations articulaires dues aux microbes vulgaires qui pénètrent facilement dans leur organisme profondément déchu, ce sont donc des infections secondaires chez des cachectiques. »

En 1903 M. le Pr Lannelongue (*Bull. Acad. méd.*) parle de la confusion possible des manifestations osseuses de la syphilis héréditaire des nouveau-nés avec l'ostéomyélite aiguë, affection dont il a rapporté quelques exemples.

Tous ces travaux, relatifs à la question que nous envisageons, démontrent l'intérêt clinique qui s'y attache. Il nous suffira pour le prouver plus amplement de citer deux thèses inaugurales faites la même année et qui ont abordé ce sujet.

En 1894, Gouez (Th. Paris) dans sa thèse faite sous l'inspiration de M. le Dr Moizard, sur la pseudo paralysie syphilitique, consacre un chapitre à l'étude des rapports de cette affection avec l'ostéomyélite, rapports dont l'importance n'échappera à personne car il cite une observation dans laquelle ce clinicien distingué crut voir une pseudo paralysie syphilitique où il s'agissait d'une ostéomyélite chez un enfant non syphilitique.

La même année, Dardenne (Th. Toulouse) dans sa thèse sur l'ostéomyélite des nourrissons étudie également d'une façon spéciale l'ostéomyélite dans la syphilis héréditaire précoce et cite deux observations (Obs. IV et VI) rapportées par Parrot et un certain nombre d'autres cas cités par nous dans lesquels il voit l'ostéomyélite et non la pseudo-paralysie syphilitique.

ETIOLOGIE. — PATHOGÉNIE

La cause déterminante de toute ostéomyélite est constituée par la porte d'entrée qui ouvre aux microorganismes les voies qui lui permettront d'aller coloniser dans l'os. Cette porte d'entrée existe toujours. « Depuis que mon attention a été attirée sur ce point, dit M. Lannelongue, j'ai pu, dans presque tous les cas, en interrogeant minutieusement les parents et en examinant à fond les petits malades, m'assurer qu'il existait, un certain temps avant l'apparition de l'ostéomyélite (15 jours ou trois semaines en général), une solution de continuité quelconque, soit dans les téguments, soit dans les muqueuses. » Chez les jeunes enfants ces portes d'entrée sont de multiple nature :

1° Avant la naissance, l'enfant peut être contaminé, probablement par la voie placentaire. Lebedeff (Zeitschrift für Geburtshulfe 1884) a vu un accouchement prématuré survenu huit jours après la guérison d'un érysipèle chez la mère, l'enfant vécut 10 minutes et on trouva des streptocoques dans le cordon ombilical et dans les vaisseaux lymphatiques (?) Senn (*Bactériologie chirurgicale*. Paris 1886. Traduct. par M. le Dr Broca) rapporte un autre fait où une mère saine accoucha d'un enfant atteint d'ostéomyélite suppurée.

2° Au moment de l'accouchement, la traversée pelvi-génitale expose l'enfant à la contagion à cause des multiples traumatismes qui peuvent s'exercer sur lui, la durée du travail et les difficultés de l'accouchement étant des conditions adjuvantes par suite des traumatismes qu'elles occasionnent.

3° Quelques jours après l'accouchement, la chute du cordon ombilical laisse une plaie que les microbes peuvent envahir, plaie dont le caillot qui se forme à la naissance sert admirablement de bouillon de culture (Robin, Soc. de Biologie, mars 1890).

4° Enfin, plus tard, les causes qui peuvent favoriser la pénétration du microbe dans l'organisme sont variées : un traumatisme, l'apparition d'une éruption bulleuse ou crouteuse (impétigo) de la peau, ou d'une suppuration superficielle (onyxis), la formation d'une ulcération des muqueuses (aphte ou ulcération des gencives au point où perce une dent) ou l'invasion micrôbienne des bronches ou du poumon.

Toutes ces portes d'entrée s'ouvrent à différents microbes, cause efficiente indispensable. Ces germes infectieux sont : le staphylocoque surtout, longtemps considérés comme seul agent susceptible de provoquer l'ostéomyélite, le streptocoque, et plus rarement le pneumocoque, le bacille d'Eberth. Ce dernier paraît être peu fréquemment en cause chez les jeunes enfants (au-dessous de 2 ans) nous n'en connaissons pas un cas, probablement parce qu'avant de provoquer des accidents osseux, ce bacille a dû léser l'intestin, fait déjà peu fréquent chez le nourrisson, puis séjourner dans l'organisme pendant une période latente qui a, dans certains cas, atteint deux ans.

Chacun de ces microbes, pour passer de la solution de continuité de la peau ou des muqueuses à l'os, suit une voie qui semble presque toujours la même pour le même germe infectieux et qui varie pour des microbes différents. Le staphylocoque ne pénètre jamais par les lymphatiques, sa virulence, sa vie même, seraient trop rapidement détruites, il suit la voie sanguine. Le streptocoque s'introduit presque toujours par les lymphatiques, d'où la fréquence des érysipèles et des lymphangites au point d'inoculation (surtout à l'ombilic) c'est un des microbes que l'enfant tient le plus souvent de sa mère. Le pneumocoque entre le plus souvent par le poumon, il peut d'ailleurs, comme les précédents, ne laisser après lui aucune trace qui indique la porte d'entrée qu'il a suivie. Quant au bacille d'Eberth, il vient toujours de l'intestin, ayant toujours signalé son entrée par une fièvre typhoïde.

Nous venons de voir la cause immédiate de l'ostéomyélite, l'agent qui la provoque, et ses moyens de pénétration, mais cette prise de possession de l'organisme ne peut se produire, comme toujours, lorsqu'il est question d'envahissement microbien, que si le terrain est favorable à cette culture, si les moyens de défense du malade ne triomphent pas de l'envahisseur. Les causes prédisposantes, qui dans la deuxième enfance sont souvent invoquées, (fatigue, surmenage), n'ont pas la même valeur chez le nouveau-né ; par contre, d'autres causes prédominent : le froid agit avec beaucoup plus d'efficacité sur le jeune enfant ; la prédisposition de son tube digestif à l'inflammation aiguë ou chronique, par la moindre infraction au régime, ouvre de ce côté une porte en même temps qu'elle affaiblit l'organisme ; enfin les maladies générales aiguës (scarlatine et surtout rongeole) ou chroniques (scrofule), agissent encore en provoquant des lésions superficielles des muqueuses et en débilitant l'enfant. Dans un grand nombre de cas, d'ailleurs, l'apparition de l'ostéomyélite semble tout à fait indépendante des causes ci-devant énumérées, c'est alors qu'il faut incriminer la cause prédisposante capitale, nous voulons parler de la constitution des os chez l'enfant.

La diaphyse d'un os long est constituée par un cylindre creux de tissu osseux baignant dans une atmosphère de tissu conjonctif jeune qui sert à le nourrir et qui est constitué à la périphérie par le périoste, au centre par la moelle osseuse, ces deux parties étant réunies par les canalicules de Havers ; ce tissu est très vasculaire chez l'enfant. L'épiphyse est en grande partie cartilagineuse avec quelques rares points d'ossification ; elle est séparée de la diaphyse par le cartilage de conjugaison, partie essentiellement active de l'os et assez peu vasculaire, traversé seulement par quelques capillaires. Entre le cartilage de conjugaison et la diaphyse proprement dite est une partie très vasculaire où s'élabore le tissu osseux avec les matériaux venus à la fois du cartilage de conjugaison et des vaisseaux sanguins de la diaphyse ; le sang arrive là en grande abondance, et comme le réseau capillaire est très étendu, il éprouve un ralentissement dans sa marche, ralentissement encore accentué par la terminaison en cul-de-sac des capillaires de nouvelle formation. Là, le microbe se dépose et cultive plus facilement.

Signalons à la fin de ce chapitre, pour y revenir plus longuement au diagnostic, la possibilité d'une ostéomyélite dans tout le cours de la première enfance, nous verrons que, par contre, la pseudo paralysie syphilitique ne se voit pas après 3 mois et demi, si l'on prend pour base les cas ayant obéi au traitement spécifique, c'est-à-dire ceux au sujet desquels toute contestation est impossible.

Quel est le rôle de la syphilis dans son association avec l'ostéomyélite ? Elle peut y prédisposer de 3 façons :

1° En affaiblissant l'organisme.

2° En produisant sur la peau ou les muqueuses des lésions qui s'infectent.

3° En attaquant les épiphyses et en créant un *locus minoris resistentiæ*.

Dans notre observation en particulier, l'état de cachexie de l'enfant qui présentait des lésions syphilitiques depuis plusieurs semaines semble bien avoir préparé le terrain.

Dans l'observation I il a pu y avoir infection par les lésions nasales et buccales qui sont signalées. Dans les deux autres observations bactériologiques, la syphilis ne semble pas avoir créé de porte d'entrée. Quand aux observations V, VII, VIII, IX, X, elles montrent des lésions dont l'origine syphilitique est très nette ou très probable et qui ont pu livrer l'organisme à l'infection.

Quant à la prédisposition que crée la localisation de la

syphilis sur le système osseux, elle a été soupçonnée par la plupart des auteurs. Dardenne (*Thèse* Toulouse, 94) exprime cette idée que « l'ostéomyélite est le plus souvent primitive, c'est-à-dire qu'elle siège sur un os où la syphilis n'a pas encore exercé ses ravages. » Cependant le même auteur insiste sur quelques observations où la syphilis pourrait être incriminée d'avoir localisé l'infection ; il remarque que « dans les observations I et V l'os frontal est atteint, tout le monde sait que la syphilis aime les os du crâne chez les enfants, aussi l'ostéomyélite peut-elle facilement s'y développer » ; dans l'observation II, « une ponction exploratrice pratiquée dans le genou gauche tuméfié ne donna issue qu'à du sérum sans microbes. Si l'on songe que cette tuméfaction existait sur le côté du genou et chez un enfant syphilitique, on pourrait peut-être croire à l'existence d'une gomme osseuse. Ne pourrait-on pas aussi admettre qu'une gomme semblable siégeait primitivement dans les autre os et que plus tard, envahie par le streptocoque, elle avait suppuré. »

Dans notre observation, les lésions osseuses apparentes avaient débuté par du gonflement 3 semaines avant que le malade fut examiné, cette période de 3 semaines au cours de laquelle les symptômes nous sont restés inconnus, mais dont l'évolution a été remarquablement lente pour une ostéomyélite à localisations multiples, permet de se demander si l'ostéomyélite n'a pas suivi la voie tracée par la syphilis.

Si nous consultons, d'autre part, l'âge de nos malades, nous constatons que dans nos trois observations bactériologiques ainsi que dans les observations que nous considérons comme de l'ostéomyélite chez des syphilitiques, aucun de ces enfants n'a dépassé l'âge limité de la pseudo paralysie syphilitique, c'est-à-dire 3 mois et demi. Ce fait montre que la syphilis semble bien favoriser l'éclosion de l'ostéomyélite puisque celle-ci paraît au moment même où la syphilis atteint les régions juxta épiphysaires.

Enfin la rareté même de l'ostéomyélite du nourrisson non syphilitique doit faire penser à la prédisposition venant de la syphilis si l'on considère comme ostéomyélites les observations où l'existence du pus a été démontrée chez des syphilitiques, car ces cas sont assez nombreux.

Nous venons de voir le rôle de la syphilis comme cause prédisposante ou déterminante. Nous ajouterons que l'apparition précoce de l'ostéomyélite chez le syphilitique héréditaire entraîne la fréquence plus grande de l'infection au moment de l'accouchement, ce que démontrent plusieurs observations. Signalons enfin la fréquence des lésions pulmonaires soit à l'examen du malade, soit à l'autopsie; les Obs. I et III en font mention, la plupart des observations de pseudo paralysie syphilitique où il y avait suppuration montrent aussi ces lésions. Nous nous sommes reporté aux observations d'ostéomyélite chez des enfants non syphilitiques et nous avons fait la même constatation. Ces foyers de broncho-pneumonie, à un stade plus ou moins avancé semblent bien être le point de départ de l'ostéomyélite dans de nombreux cas; il est probable aussi que dans certains cas ils signalent la généralisation de l'infection. Quoi qu'il en soit, le poumon est très fréquemment touché chez les très jeunes enfants atteints d'ostéomyélite; la syphilis aggraverait-elle encore cette prédisposition?

Si l'on remarque avec quelle fréquence la pseudo paralysie syphilitique, d'ailleurs peu meurtrière, doit son issue fatale à la broncho-pneumonie il vient à l'esprit d'établir une corrélation entre ces deux faits ; il est possible que la syphilis prédispose à la broncho-pneumonie comme toute cause d'affaiblissement général, mais l'hospitalisation de ces enfants très jeunes, dont nous connaissons la susceptibilité pulmonaire nous explique leur atteinte facile.

Les trois observations avec examen bactériologique que nous avons réunies, nous présentent un microorganisme différent dans chacune d'elles, le staphylocoque, le streptocoque et le pneumocoque se retrouvent donc ici comme à l'origine de toute ostéomyélite. Dans notre observation, le pneumocoque semble bien avoir eu pour point de départ une lésion pulmonaire.

ANATOMIE PATHOLOGIQUE

C'est à M. le Pr Lannelongue que revient le mérite d'avoir montré que les lésions primitives de l'ostéomyélite siègent dans la moelle bulbaire, et nous venons d'en voir les raisons. Ajoutons que certaines extrémités osseuses sont plus fréquemment atteintes que d'autres, parce que l'activité y est plus vive, la néoformation osseuse plus active, ce sont les extrémités du fémur et du tibia qui confinent au genou, les extrémités de l'humérus et du radius les plus éloignées du coude. Dès le début du processus inflammatoire, toute la moelle osseuse est rapidement envahie, il s'y fait une prolifération cellulaire excessive qui augmente son volume et sa consistance, puis une fonte cellulaire qui la ramollit ; le plus ou moins grand nombre d'hématies extravasées colore ce pus mélangé de graisse liquide, en rouge plus ou moins foncé. Secondairement le tissu conjonctif des canalicules de Havers, devenu vasculaire, détruit les parois osseuses qui le contiennent et cette ostéite raréfiante peut aboutir à la trépanation spontanée. Enfin, le périoste lui-même s'épaissit, prolifère, se décolle de l'os sur une étendue plus ou moins grande, restant adhérent le long des crêtes osseuses et des insertions musculaires. Aux limites de l'abcès, le périoste moins violemment irrité montre seulement une suractivité de défense qui se traduit par un bourrelet de tissu osseux ou en voie de formation osseuse fermant complètement la cavité purulente. Parfois la couche externe du périoste s'enflamme elle-même, d'où des adhérences avec le tissu cellulaire voisin ; si l'inflammation est plus intense, le périoste perforé livre passage au pus qui décolle les plans cellulaires profonds. Dans les cas rares où la suppuration est circonscrite et tend à s'enkyster, on a l'abcès des os.

Chez les enfants jeunes, comme l'a montré M. le Pr Lannelongue, l'inflammation a une grande tendance à gagner l'os entier, et, contrairement à ce qu'on voit chez l'adolescent, l'abcès épiphysaire est plus volumineux que l'abcès diaphysaire ; le cartilage de conjugaison, barrière momentanée, ne tarde pas à se perforer par places pour permettre au pus d'envahir l'épiphyse, et bientôt, placé entre deux foyers purulents qui l'érodent, il disparaît. Il peut se faire, mais plus rarement, que les lésions épiphysaires paraissent sans que le cartilage de conjugaison soit lésé, ce fait s'explique par le transport des germes suivant la voie des vaisseaux qui normalement le traversent parfois, ou encore par l'intermédiaire du périoste à la périphérie du cartilage. Ce fait explique les discussions qui longtemps ont eu cours sur le siège primitif des lésions, diaphysaire ou épiphysaire.

Les décollements épiphysaires, fréquents chez les jeunes enfants, sont aussi multiples, et si l'ostéite de l'adolescent atteint un seul os, assez rarement à ses deux extrémités, l'ostéite de la tendre enfance atteint jusqu'à 6 et 7 décollements épiphysaires chez le même sujet, comme en témoignent les observations de Dardenne; et la multiplicité des décollements est d'autant plus marquée que le sujet est plus jeune. Citons par ordre de fréquence les os le plus souvent atteints : fémur et tibia, puis radius, péroné, humérus, métacarpiens, ischion, sacrum.

Après les décollements épiphysaires, les arthrites sont les complications les plus fréquentes de l'ostéomyélite des nourrissons. Sur 13 cas d'arthrites (Dardenne. Thèse), on en voit 3 entre 8 et 10 jours, 4 entre 1 mois et demi et 4 mois et demi, 6 entre 8 mois et 2 ans.

Ajoutons que lorsque le système articulaire se prend chez le jeune sujet, on constate souvent que plusieurs articulations sont prises en même temps, parfois même presque toutes sont atteintes. Les articulations le plus souvent touchées sont, d'après Dardenne : la hanche, puis le coude, le genou, le poignet, l'épaule, les articulations sacro-iliaques, enfin le cou-de-pied.

La synoviale est envahie, soit par l'intermédiaire de l'épiphyse qu'elle contient, soit par pénétration du pus sous-périostique au travers de la synoviale érodée, soit enfin par suite de la disposition anatomique normale dans laquelle le cartilage est intra articulaire, comme à la hanche et au coude.

Les nécroses ne sont pas rares. De nécrose totale on n'en cite qu'un exemple de Ollier, encore l'auteur n'était-il pas certain que la nécrose fut totale,

Les sequestres partiels de la diaphyse sont moins rares et entretiennent des fistules après la période aiguë. Par contre, la nécrose portant sur de fines lamelles osseuses, qui deviennent libres dans la cavité médullaire, est fréquente chez les jeunes sujets et ne s'accompagne de fistules dans aucun cas.

Les fractures, suite de nécrose, sont exceptionnelles, et Dardenne n'en cite qu'un cas portant sur le péroné.

Les hyperostoses par irritation du périoste au voisinage d'un abcès sont aussi plus rares que chez l'adolescent ; 4 cas sont cités dans les observations de Dardenne ; elles siègent sur le tibia, le cubitus, le fémur.

Les viscères sont fréquemment le siège de complications, causes ou conséquences de l'ostéomyélite : les poumons, le plus souvent atteints, peuvent être le siège d'abcès métastatiques et surtout de pneumonies, broncho-pneumonies et congestions. Du côté du foie, des plaques de suppuration ont été notées. Les néphrites, péricardites, sont signalées. Citons encore les mastites, les suppurations d'oreille, les abcès cutanés, les gangrènes superficielles.

Tous les caractères précédents, nous les retrouvons dans nos trois premières observations, nous les voyons aussi nets dans les observations suivantes où il y a eu suppuration osseuse. La multiplicité des lésions est évidente dans notre observation. Dans l'observation II, il y a 3 articulations prises ; dans celle de Thibierge une seule articulation est atteinte, encore pouvons-nous nous demander si dans ce dernier cas les autres os n'étaient pas atteints puisqu'on n'en parle pas, car plusieurs observations nous montrent des lésions multiples alors que la clinique n'avait attiré l'attention que sur un point osseux.

Des 8 observations qui suivent (pseudo-paralysies avec pus chez des sujets ayant ou n'ayant pas la syphilis) une seule (Obs. VII) parle des lésions d'un des membres supérieures, les sept autres nous offrent des lésions des quatre membres.

La préférence assez marquée de l'ostéomyélite pour les membres inférieurs est importante à noter, c'est un fait que nous retrouvons tant dans les observations d'ostéomyélite que dans celles de pseudo-paralysie avec suppuration ; nous y reviendrons au chapitre diagnostic. Signalons également la fréquence de la fluctuation, presque tous les cas d'ostéomyélite présentant, à un certain moment de leur évolution, ce signe qui manque dans la pseudo-paralysie syphilitique. Il en est de même de l'arthrite, dont la fréquence au cours de l'ostéomyélite contraste avec sa rareté dans la syphilis, et a fait dire à M. le Pr Fournier que la syphil's n'aime pas les articulations ; « malgré la fréquence des lésions osseuses qui lui sont imputables chez les héréditaires, on compte encore les cas d'arthropathies. » (Morestin, « Syphilis articulaire ». *Arch. gén. de Méd.* 1901).

SYMPTOMES.

En suivant l'ordre dans lequel paraissent habituellement les symptômes de l'ostéomyélite, nous décrirons les symptômes généraux puis les symptômes locaux.

Le début est rarement observé chez les nouveau-nés, surtout lorsqu'il est lent; les cris, les pleurs passent, souvent inaperçus; parfois cependant les parents ont remarqué que l'enfant ne dort plus, ne tète que rarement et peu à la fois, que la peau est plus chaude qu'à l'ordinaire, surtout le soir, il y a de la diarrhée ou de la constipation, plus rarement des vomissements ; enfin, dans la généralité des cas, on insiste sur ce fait que le moindre mouvement provoque de la douleur. Dans les cas suraigus avec fièvre intense et phénomènes graves, on voit fréquemment des convulsions si l'enfant est jeune, du délire s'il est âgé. L'état général est sous la dépendance de l'existence ou de la non existence des maladies antérieures, on ne note d'amaigrissement que si la maladie se prolonge quelques semaines.

Assez souvent on note une élévation considérable de la température et une extrême fréquence du pouls.

Tous ces symptômes peuvent manquer ou passer inaperçus et l'état local attire le premier l'attention.

A l'examen du membre atteint on peut être frappé par l'immobilité et la position particulière du membre atteint. Cette pseudo-paralysie est souvent telle, que même par la piqûre, on provoque à peine quelques mouvements dans les extrémités, doigts ou orteils. L'enfant étant soulevé, le membre pend inerte ; lorsqu'il est couché, la position du membre est presque toujours la même pour le même segment atteint ; demi-flexion et rotation en dehors pour la cuisse et la jambe : légère abduction pour le bras, demi-flexion et demi pronation pour l'avant-bras.

Le gonflement, d'abord circonscrit au voisinage d'une des extrémités de la diaphyse, dans une première période, s'étend peu à peu, gagne en longueur et en largeur pour entourer bientôt le membre et atteindre même les articulations voisines ; celles-ci peuvent être également le principal siège du gonflement qui n'atteint que secondairemen, le membre. La peau reste un certain temps normale, puis devient blanc mat, parcourue par des veines dilatées (staphylocoque), ou rouge luisante et présentant tous les caractères de la lymphangite réticulaire (streptocoque) ; enfin à une période plus avancée on a l'aspect phlegmoneux, le pus ayant rompu le périoste et cherchant à s'extérioriser.

Après avoir gagné la confiance du petit malade, suivant l'expression de M. le Pr Lannelongue, on commencera par le palper du membre sain, puis, sans brusquerie, on explorera le membre malade en commençant par les points que l'on suppose les moins douloureux ; l'intensité d cri indiquera très nettement le siège de la douleur et des lésions.

Outre la douleur, on constate la présence d'un œdème dur, résistant au début, puis plus mou, enfin la fluctuation à une période plus avancée. Ces symptômes varient avec la profondeur des points lésés et avec l'état de tension du pus ou sa liquéfaction plus ou moins avancée.

La fluctuation pouvant manquer, alors même qu'il y a du pus, on recherchera l'existence du bourrelet périostique qui limite la collection purulente, il permet, dit le Pr Lannelongue d'affirmer l'existence ou l'absence d'une collection périostique ; si ce bourrelet présente une dépression brusque du côté du gonflement, on a sûrement un décollement du périoste et un abcès sous-périostique, s'il se perd insensiblement du côté du gonflement, on peut être presque assuré qu'il n'existe pas de collection sous-périostique ; enfin on peut en suivant ce bourrelet savoir si l'abcès entoure complètement l'os.

Lorsque, le périoste rompu, l'ostéomyélite a revêtu les caractères d'un phlegmon, l'ouverture de la collection à la peau livre passage à du pus parfois franchement phlegmoneux, sans odeur particulière, dans d'autres cas fétide. Très rarement cette collection ne contient pas de pus mais du sang très fluide, il s'agit dans ces cas, de formes septicémiques suraiguës : dans une observation de Dardenne où l'on ne trouva pas de pus, la mort survint au troisième jour de la maladie. Les décollements épiphysaires, d'autant plus fréquents que l'enfant est plus jeune, se traduisent par l'impotence complète du membre avec mobilité anormale. Les arthrites avec épanchement se reconnaissent à leurs signes habituels.

Dans cette symptomatologie de l'ostémyélite du nourrisson, nous noterons comme s'appliquant plus particulièrement à l'ostéomyélite dans la syphilis héréditaire précoce, la multiplicité des localisations, et nous insisterons, pour utiliser plus tard ce caractère, sur la tendance presque constante de la tuméfaction épiphysaire à devenir fluctuante très tôt et à envahir la jointure. Ces particularités tiennent sans doute à la nature du terrain qui chez ces nouveaux-nés est bien propre à la dissémination des germes, peut-être aussi la syphilis y joue-t-elle un rôle.

Quant aux symptômes généraux, ils révêtent des caractères un peu différents dans la syphilis héréditaire ; la cachexie syphilitique avait nettement frappé notre malade avant l'invasion pneumococcique, d'où la gravité de l'étet général ; il en était de même et plus nettement encore dans l'observation I. La température n'est pas mentionnée dans l'observation I, les observations II et III montrent, au moins à certains moments de la maladie, une élévation qui d'ailleurs ne s'élève pas au-delà de 38°4 chez notre malade, 38°9 chez celui de Koplick. Cette faible élévation de température du moins dans notre cas, son absence à certains jours de la maladie, l'hypothermie qui lui fait place, semblent en rapport avec la faible résistance que déploie l'organisme déjà affaibli. Peut-être chez notre malade pourrions-nous incriminer aussi la virulence moindre du pneumocoque au moment où l'on examinait le malade pour la première fois, en admettant que le gonflement des membres qui datait de 3 semaines traduisait déjà l'invasion pneumococcique et non la syphilis.

Enfin, l'examen du sang, a montré, dans notre observation, en même temps qu'une diminution considérable des globules rouges (1.600.000), une augmentation légère des leucocytes (8.000) et la numération de ces derniers indiquait une réaction plus grande du système lymphoïde que du tissu myélogène, ce que l'on pourrait expliquer, étant donnée l'infection de la moelle, par l'intensité de cette infection qui paralysait les moyeus de défense d'origine médullaire. Quant au chiffre total des leucocytes, il indique encore par son faible accroissement que l'organisme ne peut réagir.

DIAGNOSTIC

Le diagnostic d'ostéomyélite est fréquemment difficile à porter au début chez les enfants, même après un examen soigné. Deux ordres d'affections pourront la simuler suivant qu'il y aura prédominance des symptômes locaux ou des symptômes généraux.

Si les symptômes généraux dominent la scène, qu'il nous suffise de poser en principe que tout état typhoïde ou méningitique, survenu d'une façon un peu soudaine chez un enfant, doit faire examiner avec soin le système osseux du malade. Cette règle s'impose à qui connaît la fréquence des inflammations osseuses chez l'enfant. Nous ajouterons que si tout autre diagnostic établi ne repose pas sur des symptômes d'absolue certitude, le médecin devra renouveler son exploration plusieurs jours de suite et c'est parfois plusieurs jours après le début qu'il décèlera un point douloureux que l'état de prostation du malade ne permettait pas jusqu'alors de découvrir.

Lorsque les symptômes locaux attirent l'attention, tantôt il y a prédominance de la déformation du membre, tantôt de l'impotence fonctionnelle.

S'il y a déformation, suivant le siège, l'esprit oriente différemment son diagnostic :

L'articulation est-elle prise, on songe au rhumatisme, mais dans cette affection la fièvre est moins intense, le gonflement n'atteint pas les mêmes limites, la fluctuation ne se produit jamais aussi nette et avec une distension aussi marquée. L'existence du décollement épiphysaire, s'il est démontré, fait le diagnostic. D'ailleurs l'arthrite aiguë est rare au-dessous de 2 ans, et en dehors de la hanche et du coude, où les lésions articulaires peuvent être très précoces, on pourra trouver des lésions de la diaphyse.

L'ostéomyélite au début peut simuler de très près la coxalgie, surtout s'il s'agit d'ostéomyélite subaiguë où les poussées fébriles manquent. Les commémoratifs peuvent éveiller l'attention en montrant la porte d'entrée d'une infection possible datant de quelques jours, mais c'est à l'apparition des symptômes généraux et locaux d'infection qu'on se décidera en faveur de l'ostéoméylite.

Doit-on penser à la pseudo paralysie syphilitique avancée, en cas d'épanchement articulaire ? Nous verrons dans un instant en traitant du diagnostic avec la syphilis que cette dernière ne donne pas d'épanchement articulaire.

Si les lésions osseuses prédominent, le diagnostic est encore à établir, de prime abord, avec la pseudo paralysie syphilitique, si le gonflement périostique est peu marqué; à un stade plus avancé, on pourra éliminer le phlegmon profond des membres qui se distingue par la précocité de la rougeur et de la fluctuation ; dans ce cas, il est vrai, le traitement est le même pour les deux affections : l'incision hative, qui contrôle le diagnostic.

Lorsque la lésion a atteint la mobilité du membre, soit en produisant une disjonction du cartilage épiphysaire, soit en immobilisant par voie reflexe, le membre atteint, on devra faire le diagnostic différentiel et causal de cette pseudo-paralysie.

La paralysie obstétricale peut occuper le même siège et l'immobilité du membre peut survenir à la naissance ou ne se manifester que dans les quelques jours qui suivent, mais, elle suit un accouchement laborieux, qui très souvent a nécessité une application de forceps, elle est passagère, s'accompagne parfois de paralysie faciale, et reste limitée aux muscles biceps, deltoïde, sous épineux et brachial antérieur, de plus il n'y a ni douleur, ni réaction locale, ni symptômes généraux, enfin la reaction de dégénérescence indique une lésion nerveuse.

La paralysie infantile d'origine médullaire débute brusquement aussi, elle s'accompagne de symptômes généraux, mais très exceptionnellement elle est douloureuse ; la réaction de dégénérescence existe très nette, on remarque une teinte violacée de la peau refroidie, enfin assez rapidement se manifeste l'atrophie. Il n'est pas inutile d'ajouter que lorsqu'il y a paralysie complète d'un membre, la pseudo paralysie doit être presque toujours écartée.

L'hémiplégie infantile d'origine cérébrale débute aussi par des symptômes généraux et des convulsions, mais la forme hémiplégique doit attirer l'attention ; il n'y a ni douleur, ni réaction locale, la paralysie est souvent absolue ; on remarquera d'autre part que la face est prise.

S'il n'y a pas de paralysie on passera en revue les pseudoparalysies.

La maladie de Barlow est rare avant le cinquième mois, la lésion est surtout marquée aux membres inférieurs où la douleur est très vive, il y a de l'œdème avec dilatation veineuse, mais pas de rougeur de la peau, pas de fluctuation superficielle, pas d'arthrite. Il n'y a pas de température.

La pseudo-paralysie de Chassaignac ou paralysie éphémère de Jules Simon ne s'observe le plus souvent que chez des enfants ayant au moins deux ans. Elle guérit en 4 à 5 jours.

La pseudo-paralysie par subluxation ou glissement du cartilage semi-lunaire, se caractérise par l'impotence fonctionnelle du bras sans lésion appréciable des articulations ou des parties molles, elle paraît chez des enfants qui commençent à marcher.

Les fractures et les contusions provoquent bien une certaine flaccidité du membre, mais elle n'est pas aussi complète, il n'y a pas de symptômes généraux. Les commémoratifs de coup ou de chute seront recherchés.

La pseudo-paralysie syphilitique, sans doute à cause de sa rareté relative et de sa symptomatologie un peu indécise, est une des affections avec lesquelles l'ostéomyélite est le plus aisément confondue, nous n'en voulons pour preuve que notre observation où l'ostéomyélite survenue chez un syphilitique avéré et déjà en traitement ne fut reconnue qu'à la suite d'une ponction ; l'observation de

M. le Dr Moizard citée par Gouez (*Thèse* Paris 94), dans laquelle l'ostéomyélite seule en cause fut reconnue à l'autopsie par le savant clinicien de l'hôpital Trousseau, montre encore qu'il est ici question d'un diagnostic des plus délicats, et l'on s'explique que plusieurs cas observés par Parrot et d'autres, aient pu donner lieu à des erreurs de diagnostic, la bactériologie n'étant venue que plus tard au secours de la clinique.

Il est utile, avant tout, de reconnaître la syphilis chez le malade examiné ; en effet, la plupart des enfants atteints de pseudo-paralysie syphilitique présentent ou ont présenté des symptômes révélateurs. Pour ne citer que les observations prises dans ce but de contrôle, nous dirons que 3 fois seulement sur 17 Moncorvo a vu manquer tout symptôme de syphilis ; si l'existence de toute manifestation syphilitique n'a pas de valeur puisque les deux affections peuvent coexister, leur absence doit éveiller l'attention. On recherchera donc toujours les antécédents héréditaires : les avortements antérieurs de la mère, la durée de la dernière grossesse, les symptômes de syphilis ; si l'on a assisté à l'accouchement, l'examen du placenta sera d'un grand secours ; les confidences du père ne seront pas négligées

Enfin, l'examen direct de l'enfant confirmera les aveux des parents, ou éclairera seul sur la transmission de la syphilis : la teinte générale de la peau, l'hydrocéphalie peuvent faire le diagnostic de syphilis ; la peau et les muqueuses, attentivement passées en revue, révèleront ici des papules jambonnées ou des bulles, là des plaques muqueuses ou du catarrhe nasal, enfin suivra l'examen du foie, de la rate et des testicules.

Mais de l'existence de la syphilis ne dépend pas celui de pseudo-paralysie syphilitique, c'est par l'étude des symptômes généraux et locaux que nous pourrons faire ce diagnostic.

L'âge du sujet n'est pas sans importance : dans les deux affections le nouveau-né peut être pris dès sa naissance, mais aucune observation de pseudo-paralysie syphilitique, guérie par le traitement spécifique, ne s'est montrée après 3 mois et demi. Il est intéressant de noter que dans l'observation de M. le Dr Moizard, l'enfant atteint d'ostéomyélite, était âgé de 7 mois. Nous dirons donc, jusqu'à preuve du contraire, qu'après 3 mois et demi la pseudo-paralxsie syphilitique doit être mise en doute.

Le siège des lésions a aussi quelque valeur. Sur 47 cas de pseudo-paralysie syphilitique guéris, nous avons noté parmi les membres atteints : 2 bras dans 15 cas, 1 bras dans 20 cas, bras et jambes diversement combinés dans 10 cas, 1 membre inférieur seul dans un cas, 2 membres inférieurs dans un cas. (Nous avons réuni les cas de guérison pour ne pas comprendre, par mégarde, des cas d'ostéomyélite). Nous voyons donc que les membres inférieurs ne sont pris seuls que rarement, 2 fois sur 47. Dans l'ostéomyélite il n'en est pas de même, les membres inférieurs seuls sont pris dans la moitié des cas ; sur 30 cas, 15 fois les membres inférieurs sont seuls atteints, 3 fois les membres supérieurs et inférieurs, 11 fois un membre supérieur seul ou avec des localisations variées (orteil, sacrum, annulaire, articulation temporo-maxillaire). Nous conclurous donc que la localisation sur les membres inférieurs est rare dans la syphilis où l'on ne voit pas de lésions concomitantes aux os de la main, du bassin, de la tête et du thorax.

La couleur de la peau qui présente des traînées rouges dans certains cas, ou un réseau veineux marqué dans d'autres, ne sera pas sans intérêt, car dans la syphilis, la peau garde toujoura sa coloration normale.

L'œdème peut se voir dans les deux affections, mais dans la syphilis, il n'atteint jamais le même développement que dans l'ostéo-myélite.

Nous attirons l'attention sur la fluctuation, qui seule doit faire écarter l'idée de pseudo paralysie syphilitique. Que cette fluctuation siège à la jonction de l'épiphyse et de la diaphyse ou dans l'articulation même, nous en conclurons qu'il n'y a pas de pseudo paralysie syphilitique. De l'absence de ce signe, ainsi que de la rougeur, nous ne pourrons tirer aucune conclusion.

Le bourrelet sous périostique que M. le Pr Lannelongue donne comme caractéristique ainsi qu'une douleur plus vive et une impuissance du membre moins marquée, sont, d'aprés M. le Dr Moizard, des nuances difficiles à saisir, car le malade réagit plus ou moins vigoureusement, et le bourrelet périphérique est bien décrit dans certains cas de pseudo-paralysie syphilitique.

Les accidents puerpéraux de la mère, feront penser, comme le remarque Gouez, à l'ostéo-myélite, car il s'agit fréquemment d'un nouveau-né, et il est démontré par les travaux de M. le Pr Lannelongue et de son élève Allard (*Th.* Paris 1890), que l'enfant peut s'infecter pendant son passage dans le conduit utéro-vaginal, la porte d'entrée la plus fréquente étant la plaie ombilicale.

La fièvre est d'après Dardenne, le symptôme lo plus important et permet à elle seule de poser le diagnostic d'ostéo-myélite car elle existe constamment, même au début, dans l'ostéo-myélite, et fait presque toujours défaut dans la syphilis. Nous pensons qu'elle a son importance, mais comme elle peut manquer à différents examens du même malade dans l'ostéo-myélite, (peut-être surtout chez les syphilitiques héréditaires, comme le montre notre observation), et que dans la pseudo-paralysie syphilitique elle est parfois constatée, nous croyons qu'elle doit être encadrée par un ensemble clinique, sans lequel le diagnostic reste douteux.

Ce n'est pas seulement aux accidents puerpéraux de la mère et à la fièvre, qu'il faut attacher une grande importance, c'est à tout commémoratif ou tout symptôme existant qui puisse mettre sur la voie d'une infection, si localisée qu'elle soit. En passant en revue les cas d'ostéo-myélite chez des sujets non syphilitiques, publiés dans la thèse de Dardenne, nous voyons que l'interrogatoire des parents et l'examen rigoureux du malade, permettent de déceler presque toujours la porte d'entrée du microbe, ou montrent des symptômes révélateurs d'une infection généralisée. Sur 30 cas, 3 fois seulement (obs. VII, XXVI, XXVIII), ni les commémoratifs, ni l'examen du malade, n'ont fait penser à l'infection. Il n'est d'ailleurs pas sans intérêt de noter que la première de ces observations est très succinte et n'envisage que les symptômes locaux, que dans la deuxième, les commémoratifs et le début n'avaient pu être recherchés, enfin que les deuxième et troisième observations, assez courtes, ne font pas mention de symptômes généraux ou viscéraux, ce qui semble indiquer qu'on ne les a pas recherchés ou qu'on n'a pas pris soin de les noter. Dans nos trois premières observations, on trouve de la suppuration de l'ombilic, avec élévation de température (obs. II); de la diarrhée et des râles sous-crépitants, avec élévation de la température (obs. III), quelques foyers d'apoplexie pulmonaire (?) avec de la congestion d'un des lobes du poumon, découverts à l'autopsie, la diarrhée verte ayant été seule signalée à l'examen (obs. I). Il est vrai que les cas de pseudo-paralysie syphilitique guéris, peuvent présenter ces caractères, mais dans une faible proportion : Sur 22 observations de la thèse de Gouez, nous n'avons pu relever que deux cas, où l'examen a montré des symptômes d'affection inflammatoire : dans l'un (obs. I), il y avait catarrhe purulent de l'oreille, dans l'autre (obs. IX), des symptômes fébriles, avec lésions tuberculeuses pulmonaires. (Nous avons omis avec intention de parler des phénomènes fébriles d'origine paludéenne, qui se sont montrés chez les malades de Moncorvo, car les seules observations brésiliennes, signalent cette complication). Nous dirons donc que tout phénomène inflammatoire doit faire rechercher quelle en est l'origine et si l'agent microbien qui produit ces symptômes n'est pas un de ceux qui produisent l'ostéo-myélite (Bacille de Koch, hématozoaire de Laveran par exemple), ces symptomes généraux seront sans valeur pour le diagnostic d'ostéo-myélite.

Si les phénomènes inflammatoires relèvent de microbes pyogènes vulgaires, on leur accordera une grande valeur; il faut savoir d'ailleurs que les cas de mort dans la pseudo-paralysie syphilitique sont dus, dans la plupart des cas, à une broncho-pneumonie, ce qui augmente un peu la fréquence des inflammations dans la pseudo paralysie syphilitique.

Le diagnostic d'ostéomyélite étant établi, on peut, dans certains cas, soupçonner la nature du germe infectieux qui l'a engendrée grâce à quelques caractères distinctifs que nous donne M. le Pr Lannelongue.

L'ostéomyélite à staphylocoque s'accompagne presque toujours des dilatations veineuses superficielles. Ce signe cependant n'est pas caractéristique, Dardenne l'a trouvé dans l'ostéomyélite à pneumocoque.

L'ostéomyélite à streptocoque a un début plus rapide, plus bruyant, qui rappelle les formes les plus graves de cette affection ; la température très élevée présente des oscillations plus grandes, elle tombe aussi plus rapidement, et lorsque le pus est collecté, au bout de trois ou quatre jours, elle a complètement disparu. Les lésions sont moins intenses mais plus étendues, le phlegmon profond existe rarement, la douleur est moins vive. Il y a presque toujours une coloration rouge de la peau avec adénite. Le pus est plus séreux, les arthrites sont plus fréquentes, mais les décollements épiphysaires, les sequestres et les altérations viscérales sont plus rares.

L'ostéomyélite à pneumocoque est moins fréquente et sa marche moins bien établie. Le début est en général bruyant, l'état général grave, il y a réaction locale vive, gonflement considérable, décollement épiphysaire et arthrite. Ce qu'il y a de plus remarquable c'est que ces lésions disparaissent et se réparent promptement, et dans une observation de Dardenne on notait déjà à l'autopsie une ankylose fibreuse de l'articulation coxo fémorale.

L'ostéomyélite à Bacille d'Eberth prend, en général, l'allure subaiguë ; le début insidieux passe parfois inaperçu, la température est très peu élevée ou manque. La lésion osseuse est toujours limitée. La nécrose est rare et toujours superficielle, il n'y a jamais de sequestre véritable.

MARCHE. — TERMINAISON. — PRONOSTIC

Gosselin reconnaissait 5 variétés d'ostéomyélites :

La variété la plus légère, sans formation d'abcès n'existe pas chez le très jeune enfant (Dardenne).

La deuxième variété à suppuration sous-périostique n'existe pas davantage, car le bulbe de l'os est la portion primitivement atteinte.

La troisième variété, l'ostéïte avec sequestre, semble plus rare chez le jeune enfant que chez l'adolescent.

La quatrième variété, avec suppuration épiphysaire et arthrite, et la cinquième variété, avec décollement épiphysaire, sont les plus fréquentes.

La gravité extrême de ces formes infantiles cadre bien avec leur marche rapide, parfois suraiguë, jamais chronique. C'est surtout chez les jeunes enfants que l'ostéomyélite ne se révèle qu'à l'autopsie. Le plus souvent la marche est aiguë et deux ou trois jours après les manifestations locales et générales se montre l'abcès. Si l'ouverture est rapide et le traitement rationnel institué, malgré les complications, l'enfant peut guérir. La forme subaiguë beaucoup plus rare présente au début une poussée aiguë, puis les symptômes diminuent d'intensité sans disparaître complètement ; ce sont ces cas qui laissent après eux des sequestres et des fistules.

La durée varie avec la forme que revêt la maladie : deux à trois jours dans certains cas, plusieurs mois dans d'autres.

La mort est la terminaison la plus fréquente ; sur 29 observations de Dardenne, où les malades ont été suivis, il y a eu 17 morts.

Si le malade résiste à l'infection générale et aux complications viscérales, il est parfois tellement epuisé qu'une infection bénigne sur un autre terrain suffit à provoquer la mort.

Les décollements épiphysaires assombrissent encore le pronostic tant général que local par l'absorption plus facile des matières septiques et par les troubles de croissance ou les consolidations vicieuses.

Les arthrites compromettent aussi la fonction du membre ; qu'elles aient guéri spontanément ou après résection, elles laissent presque toujours à leur suite une ankylose complète et mettent le plus souvent le malade dans l'impossibilité de se servir de son membre.

Le pronostic de l'ostéomyélite est donc très réservé chez les jeunes enfants car ses mauvais effets peuvent se faire sentir longtemps après la guérison de la poussée aiguë.

Dans la syphilis ce pronostic ne semble pas moins sombre. Les trois observations que nous relatons, ont été suivies de mort malgré l'intervention, ce qui s'explique aisément par la multiplicité des lésions et l'état de déchéance des malades.

Les cas de pseudo-paralysies syphilitiques guéris, qui, par leurs symptômes, diffèrent totalement comme nous l'avons vu, de l'ostéomyélite, ont de même un pronostic tout différent. Parrot considérait les enfants atteints de pseudo paralysie syphilitique comme voués à une mort prochaine, tous les enfants qu'il avait observés ayant succombé ; un peu plus tard, M. le Pr Fournier ne craignait pas de dire : « Parrot avait vu mourir les enfants atteints de pseudo paralysie syphilitique, pour mon compte je les ai toujours vus guérir ; Cadet de Gassicourt exprime la même idée : « Si je m'en rapportais à ma propre expérience, je ne mettrais aucune atténuation dans le pronostic favorable de la pseudo paralysie syphilitique ; enfin M. le Dr Sevestre. Ajoute : « j'ai observé aussi, dans un bon nombre de cas, la guérison de la pseudo paralysie syphilitique, et celà, même à l'hôpital des enfants assistés. » Comment expliquer cette divergence entre les idées de Parrot et celles qui suivent ? Faut-il incriminer le mauvais milieu où étaient placés ses petits malades, soumis à l'allaitement artificiel et dans les conditions hygiéniques les plus mauvaises ? Mais l'affirmation de M. le Dr Sevestre est bien en désaccord avec cette explication ; ajoutons que certains malades, parmi ceux qui ont guéri n'étaient pas non plus placés dans les conditions très avantages, comme le montrent 3 cas de Moncorvo (*Gaz. Hebd. de Méd.* 1892), où la cachexie syphilitique, les lésions accentuées de la peau et des muqueuses, le paludisme s'associent à un accouchement prématuré dans un cas, à l'allaitement au lait condensé dans un autre, pour déprimer les petits malades. Parrot, avait-il observé des cas avancés, compliqués de lésions viscérales, le traitement n'étant pas intervenu assez tôt ? Il suffit de parcourir les observations de Parrot pour se rendre compte que la durée de l'affection n'est pas le facteur d'aggravation du pronostic et les cas guéris montrent que le malade n'a pas toujours été vu tôt, que plûsieurs cas même avaient évolué vers la guérison sans le secours du traitement. Il est plus vraisemblable qu'il s'agissait de deux affections différentes, l'une observée par Parot, très grave, l'ostéomyélite des nourrissons, l'autre, plus bénigne, la pseudo paralysie syphilitique.

Si l'on ne compte pas les cas où il y a eu suppuration on trouve 10 morts sur 57 observations de pseudo paralysie syphilitique, encore deux de ces enfants (Obs. XII et XV) sont-ils considérés comme syphilitiques alors que rien ne le démontre, ni chez la mère, ni chez l'enfant. Si les symptomes inflammatoires généraux ou locaux peuvent avoir une valeur diagnostique dans l'ostéomyélite, aggravant par là même le pronostic de la pseudo-paralysie, ces mêmes phénomènes au cours de la pseudo paralysie syphilitique assombrissent encore le pronostic ; la broncho pneumonie est une des affections les plus à craindre, elle a provoqué la mort 4 fois sur 10.

TRAITEMENT

La trépanation est actuellement la méthode qui compte le plus de partisans, mais différemment appliquée.

Certains opérateurs (Berger, Poncet), après avoir constaté l'existence d'une ostéomyélite avec fluctuation, incisent l'abcès sous périostique, lavent et drainent. Si les phénomènes généraux ne s'amendent pas, ils trépanent l'os.

D'autres, à la tête desquels nous citerons M. les P^rs Lannelongue et Kirmisson, préconisent la trépanation précoce. M. le Pr Kirmisson conseille de faire, à l'aide d'une tréphine, une petite perforation dans l'os ; si du pus s'écoule on trépanera, si aucun liquide ne sort cette trépanation aura l'avantage de réaliser un débridement du tissu osseux. M. le Pr Lannelongue juge qu'une simple ouverture est le plus souvent insuffisante, surtout si le décollement du périoste et l'abcès périostique s'étendent sur une certaine longueur de la diaphyse, d'où nécessité de faire une deuxième trépanation. D'après Dardenne, au début, s'il n'y a de pus que dans la diaphyse, une trépanation immédiate peut rendre les plus grands services ; plus tard, si un abcès périostique est formé, on trépanera de même, mais si l'abès s'étend sur une certaine longueur de la diaphyse, on fera une deuxième et même une troisième trépanation car la moelle centrale suppurée n'arrivant pas jusqu'au bulbe, chez l'enfant, les dangers persistent ; s'il y a en même temps abcès sous périostique et décollement épiphysaire, la simple incision suffit, à moins que le canal médullaire soit enflammé. Il faut aussi surveiller la bonne coaptation des fragments séparés au moyen d'attelles rembourées d'ouate, puis plus tard grâce à un appareil plâtré ou silicaté.

En cas d'arthrite, outre la trépanation, on incisera largement l'articulation, en plusieurs points, s'il est nécessaire, pour que le pus s'écoule bien, et l'on drainera. La résection ne saurait être défendue que dans les cas où le cartilage diaphyso épiphysaire a été perforé et détruit.

Au niveau des os plats du crâne le seul mode de traitement est la résection totale, car il y a toujours à la face profonde du pus qui menace les méninges et le cerveau, même après trépanations multiples, les ponts d'os nécrosés entretenant la suppuration.

S'il y a nécroses et sequestres des os longs, les résections précoces sont rarement indiquées chez les jeunes enfants car les nécroses sont le plus souvent superficielles et peu étendues. Le plus souvent, dit Ollier, il y a lieu d'attendre car il y a tout avantage à laisser le sequestre se détacher seul quand sa présence n'entraîne pas d'accidents, surtout dans les segments de membre à un seul os; il sert à la fois de moule et de stimulant à l'ossification nouvelle; à la jambe et à l'avant-bras la résection a moins d'inconvénients car l'os restant sert d'attelle et maintient la longueur et la forme du membre. Outre les accidents infectieux, l'infiltration du tissu spongieux de la diaphyse par du pus sera aussi une indication de procéder d'emblée à la résection ou à l'ablation totale de l'os. Après résection du cylindre nécrosé il ne sera pas inutile d'appliquer un appareil prothétique qui maintienne le membre dans la rectitude.

Outre ce traitement local, on pourra instituer un traitement général susceptible de relever l'organisme.

En cas d'hérédo-syphilis de l'enfant, outre le traitement chirurgical, il est indispensable d'instituer le traitement spécifique. On donnera le mercure soit en frictions, soit par la bouche. Les frictions douces faites avec gros comme une noisette d'onguent mercuriel, chaque jour, ont l'avantage de ménager le tube digestif, M. le Dr Comby les préfère à tout autre traitement. D'après M. le Dr Boissard, les frictions mercurielles n'agissent pas d'une façon assez intensive et la dose de mercure absorbé n'est pas connue, cet auteur préfère la liqueur de Van Swieten que les nouveau-nés supportent admirablement, dit-il ; il a administré jusqu'à 80 gouttes (4 milligrammes) à un enfant de 3 kilog., et il recommande de commencer par 20 gouttes en augmentant de 10 gouttes tous les deux ou trois jours jusqu'à concurrence de 80 gouttes dans les 24 heures, s'il est nécessaire ; le traitement sera suspendu pendant une semaine, tous les 15 jours, pour éviter la fétidité des garde-robes. Les frictions seront préférées dès le début s'il y a fétidité des garde-robes. D'autres praticiens préfèrent le sirop de Gibert à la dose d'une cuillerée à café par jour, en une ou deux fois.

Les lésions suintantes des fesses seront traitées par des applications de compresses imbibées de liqueur de Van Swieten coupée de 20 parties d'eau ou de pommade au calomel à 2 0/0 qui sera aussi utilisée dans le coryza syphilitique. On pourra aussi donner des bains de sublimé au vingt millième.

L'hygiène du malade n'est pas moins importante que le traitement médicamenteux ; celui-ci échoue presque toujours dit Comby quand l'enfant est privé du sein maternel. Si ce mode d'allaitement est impossible, comme l'on ne peut entreprendre l'allaitement par une nourrice mercenaire, à moins qu'elle soit syphilisée, le lait stérilisé sera administré suivant les règles dictées par l'âge, le poids et l'état de santé de l'enfant.

OBSERVATIONS

Observation I.

(Thibierge. — Soc. Anat. Paris, 1888).

L'enfant V..., né le 27 août 1888, est amené le 6 octobre de la même année à l'hôpital St-Antoine, dans le service de M. Hayem, remplacé par le Dr Thibierge. La mère de l'enfant a eu, il y a un an et demi, un chancre de la vulve suivi de roséole et de plaques muqueuses dans la gorge; elle a été soignée par les pilules de protoiodure de Mercure. Devenue enceinte au mois de janvier 1888, elle est accouchée à 7 mois de l'enfant qu'elle amène à l'hôpital. A la naissance l'enfant pesait à peine 2.800 grammes.

Etat actuel. — Cet enfant maigre, cachectique, a les téguments pâles, un peu jaunâtres, ne présentant pas cependant absolument la teinte curieuse que l'on décrit comme caractéristique de la syphilis héréditaire. Il est cependant impossible, en le voyant de nier l'existence de la syphilis ; les narines sont encombrées de croûtes qui obstruent les fosses nasales ; les lèvres sont, sur leur bord libre, le siège de rhagades couverts de croûtes qui débordent légèrement sur leur face cutanée ; sur les fesses existent quelques ulcérations ayant tous les caractères (forme arrondie, coloration, bords) des ulcérations d'origine syphilitique; sur les jambes et les cuisses, on aperçoit quelques papules rouge-jaunâtres; les deux pieds et la partie inférieure des jambes sont recouverts de squames, reposant sur une base rouge et d'apparence psoriasiforme; il en est de même des mains et des poignets.

Les ganglions inguinaux sont tuméfiés des deux côtés.

Le testicule droit est environ deux fois plus gros que le gauche et dur, sa pression ne semble pas douloureuse.

Dans la bouche, plusieurs plaques exulcérées, au niveau des gencives et de la base de la langue. Quelques vomissements, un peu de diarrhée verte.

Le membre inférieure gauche (jambe, pied, partie inférieure de la cuisse) est assez fortement œdématié, dur, douloureux, sans rougeur. La mère ne peut indiquer le début de cet œdème.

Traitement. — Liq. de Van Swieten, XXX gouttes.

Le 8, l'œdème des membres inférieurs gauche augmente.

Le 9, la fluctuatiou est très nette au niveau de la partie externe de la jambe et du genou gauche; les téguments du pied sont devenus violacés. Le soir, le pied est noir à son extrémité et sur ses faces supérieure et inférieure; jusqu'à la partie moyenne, il est entièrement refroidi.

Incision de l'abcès: il s'écoule 50 à 60 gr. de pus liquide, inodore, mal lié et un peu sanguinolent. Pansement avec l'onguent mercuriel et enveloppement ouaté.

Le 10, la gangrène du pied s'est encore étendue. Mort dans la matinée.

Autopsie (le 11 octobre, 24 heures après la mort). — Aucune trace de lésions shphilitiques ou autres du foie, de la rate, des reins, de l'intestin, du cœur. Petits foyers d'apoplexie pulmonaire dans le lobe inférieur du poumon droit, congestion assez intense du lobe supérieur du poumon gauche; pas de traces de gommes pulmonaires,

Au niveau du pied gangréné, les téguments sont macérés et les muscles ramollis. Les vaisseaux artériels et veineux examinés depuis la région sacro-iliaque jusqu'au dessous de la bifurcation de l'artère poplité, ne présentent aucune lésion de leur paroi ni aucune coagulation ; dans le creux poplité, ils traversent le foyer purulent qui sera décrit plus bas, sans présenter aucune trace d'inflammation ; leur faible calibre ne permet pas d'en poursuivre la recherche au delà de la région poplitée pour découvrir plus bas la cause de la gangrène du pied.

L'abcès qui occupe la partie externe du genou remonte jusqu'au dessus du creux poplité, en suivant les espaces intermusculaires de la cuisse ; il descend jusqu'au tiers inférieur de la jambe en s'infiltrant entre les muscles. Le pus est assez liquide et sans odeur ; cet abcès communique avec la cavité articulaire du genou qui est cependant peu altérée et ne présente que quelpetites taches rouges. Le périoste du fémur présente au niveau du condyle externe une perforation allongée, ayant environ 2 millim, de longueur, par laquelle la cavité de l'abcès communique avec le foyer de décollement diaphysaire ; autour de la perforation le périoste est décollé dans une faible étendue et ne présente pas de changement de coloration.

Sur une coupe verticale et antéro postérieure du fémur, on constate qu'il n'y a pas d'augmentation apparente du volume de l'os, pas de tuméfaction du périoste. Au niveau de la diaphyse et de l'extrémité inférieure, on ne constate pas les lésions décrites par Parrot, sous le nom d'ostéophytes durs ou mous. Le canal médullaire est rempli de moelle de coloration uniforme, rouge, un peu violacée, lie de vin, de consistance molle; les trabécules osseuses de l'extrémité inférieure sont minces, formant des mailles à direction verticales, et ne font défaut en aucun point.

Entre la diaphyse et le cartilage épiphysaire il y a un décollement complet portant sur toute la périphérie de l'os ; entre les deux points décollés, on trouve, au voisinage de la perforation du périoste, une goutelette de pus ; sur le cartilage il reste une couche de un demi millimètre environ d'épaisseur de tissu calcifié. assez friable, qui présente, à son union avec le cartilage, une ligne absolument droite. Le cartilage épiphysaire présente un point d'ossification.

Le tibia présente également un décollement complet entre la diaphyse et le cartilage épiphysaire, la moelle y est d'un rouge moins intense que celle du fémur; il n'y a pas de traces d'ostéophytes ni d'augmentation d'épaisseur de diaphyse.

Les autres os n'ont pas été examinés, le cadavre ayant été réclamé. M. Toupet, ayant examiné la moelle du fémur a obtenu sur l'agar des cultures absolument nettes de staphylococcus pyogènés auréus.

Observation II

(Koplick. — *The american journal* 1892).

Enfant du sexe féminin âgé de deux semaines. La mère a eu des avortements répétés et est actuellement traitée pour une endométrite déciduale par le triiodure de mercure. L'enfant, à sa naissance et pendant les premières semaines, avait toutes les apparences d'une santé parfaite; elle était bien développée, ne présentait d'éruption d'aucune sorte, mais la plaie ombilicale au lieu de guérir devint rouge, enflammée, une semaine après la naissance. Les parents appliquèrent une pommade à l'oxyde de zinc. Quelques jours après, la nourrice remarqua que l'enfant souffrait de la jambe droite; peu après, le genou devint tuméfié et douloureux.

Etat actuel. — (26 janvier 1891). Enfant bien nourrie; poids = 8 livres; la peau, de très bon aspect, ne présente nulle part d'éruption pouvant faire soupçonner la syphilis. Pas trace de rachitisme congénital.

Le genou droit, tuméfié, fusiforme, fluctuant, est très douloureux à la palpation. Il n'y a pas d'autre articulation malade. T = 38°, 9. Pas de troubles intestinaux.

La plaie ombilicale suppure et est entourée d'une zone rouge livide. On sent sous la peau et allant de l'ombilic au pubis un cordon induré qu'on suppose être une veine enflammée. On ponctionné le genou; il s'écoule environ une demi once de pus.

29 *janvier*. — Amélioration apparente. Le genou a diminué de volume et suppure moins. La teinte livide qui entourait l'ombilic a disparu, mais la plaie ombilicale suppure toujours.

2 *février*. — La suppuration a diminué dans le genou droit; l'enfant ne dort pas. Le genou gauche est maintenant douloureux, mais ne présente ni tuméfaction, ni fluctuation, T. rectale = 38°, 3.

Fonctions intestinales normales, état général bon.

15 *février*. — Après cette amélioration apparente, l'état de la malade commence à s'aggraver (pâleur et faiblesse très marquée). Il existe de la tuméfaction sur le côté du genou gauche et aussi à la hanche en haut et en avant, au niveau de l'artère fémorale. Une ponction exploralrice de la tumeur latérale du genou donne du sérum sans microbes. On pratique aussi une incision sur le point culminant de la tumeur de la hanche, il s'écoule du pus, on constate que l'articulation est atteinte. T = 37°, 7 à 38°, 9. Pouls parfois à 150.

21 *février*. — Enfant pâle et plus fatiguée. On incise la tumeur qui se trouvait au-dessous du sein gauche et qui présentait de la fluctuaion ; on en retire du pus. On établit plus tard que cette collection purulente venait d'un abcès du médiastin, résultant lui-même de la suppuration d'une articulation sterno costale, la sixième. Un stylet dans la plaie touche l'os dénudé. Cet abcés simulait une péricardite avec épanchement.

25 *mars*. — L'enfant perd ses forces. Le genou, la hanche, et l'abcès du médiastin continuent à suppurer. T — 37°, 7 à 38°, 9. Pouls = 120 à 150.

26 *mars*. — Le genou est ouvert. On trouve lss extrémités osseuses désorganisées et nécrosées. La hanche aussi ouverte par une incision semblable à celle qu'on pratique pour la résection de cette articulation, montre que la tête et le col femoral sont entièrement détruits ; le grand trochanter nécrosé est enlevé. Drainage.

Mort subite 2 jours après.

A aucun moment de la maladie il n'y a eu de symptômes d'infection viscérale. L'urine ne contenait ni cylindres ni albumine. Tout les abcès étaient dus à l'osléomyélite à streptocoque.

Observation III

(Salomon *Bull. Soc. de Pédiatrie* 1903)

Lois... Gaston, 2 mois et demi, entre à la Crèche de l'hôpital Trousseau le 1er décembre 1902.

La mère est âgée de 21 ans, mariée depuis un an. Elle semble bien portante, mais présente au niveau du cou une syphilis pigmentaire très nette ; elle affirme cependant n'avoir jamais eu d'accidents spécifiques et n'a jamais fait de fausse couche. Son mari est très bien portant.

L'enfant est né à terme, accouchement normal. En venant au monde, il était bien constitué ; pas de bulles sur le siège, ni sur les pieds : pas de coryza ; nourri au sein par la mère.

Trois semaines après sa naissance, l'enfant a présenté des plaques rouges sur les jambes, les bras et le pourtour des lèvres. La mère l'amène à la consultation le 25 octobre et on lui prescrit des bains d'amidon. Dix jours après, les rougeurs n'ayant pas diminué, elle le ramène à l'hôpital où l'on porte le diagnostic de roséole spécifique et où l'on ordonne des pilules de Dupuytren à la mère et des frictions mercurielles pour l'enfant.

Elle revient à la consultation le 1er décembre. Les plaques ont disparu sur les membres et sur la face, mais elle est effrayée par l'apparition d'un gonflement considérable, qui a débuté quinze jours auparavant, au niveau de plusieurs articulations. Ce gonflement a augmenté peu à peu et s'accompagnerait, au dire de la mère, de paralysie des membres. Cependant l'enfant continue à bien téter, son sommeil est bon, ses fonctions digestives se font bien, quoique depuis quelques jours il ait de la diarrhée jaune.

A l'entrée, le petit malade présente une coloration très pâle des téguments, son facies est blafard, ses yeux sont légèrement bouffis, mais ce qui frappe surtout, c'est une tuméfaction considérable des deux articulations du coude et des articulations du genou. Les membres sont absolument flasques et le petit malade ne fait aucun mouvement.

Au niveau des articulations tuméfiées, il n'existe pas de rougeur, mais la palpation y décèle une fluctuatian très prononcée, que l'on retrouve de même au niveau des articulatious scapulo-humérales ; en outre les articulations paraissent absolument disjointes et les os sont mobilisables dans tous les sens. Il existe également une collection analogue à la face interne du 1/3 supérieur du bras droit, qui semble se continuer avec une collection de l'articulation scapulo-humérale du même côté. T. S. 36°.

Le 2 *décembre*, on pratique au niveau du genou gauche qui est le plus tuméfié une ponction exploratrice et on retire un pus épais, dans lequel l'examen extemporané et sur cultures montre la présence exclusive de pneumocoques tuant la souris en 24 heures. T. M. 36°3, T. S. 36°8.

M. le Pr Kirmisson qui voit notre petit malade juge son état trop précaire pour tenter la moindre intervention sanglante et pense que nous devons nous contenter de l'évacuation du pus par ponction des articulations. Notre malade est soumis aux frictions avec l'onguent au collargol (deux par jour).

3. — Ponction évacuatrice du genou gauche qui donne issue à 50 grammes de pus épais contenant des pneumocoques. Injection par le trocart de 5 centigrammes d'une solution de collargol à 1/200. T. M. 37°2. T. S. 37°8.

L'examen du sang nous donne les résultats suivants :

Hématies : 1.600.000 (hématimètre Malassez).

Leucocytes : 8.000.

Polynucléaires neutrophiles	42 0/0
Mononucléaires grands et moyens	4 0/0
Lymphocytes	45 0/0
Myélocytes basophiles	0,5 0/0
Myélocytes neutrophiles	7 0/0
Polynucléaires éosinophiles	0
Mastzellen	0

Cette formule hématologique semble donc indiquer, outre une

anémie très prononcée, une réaction plus grande du système lymphoïde que du tissu myélogène, ce qui peut paraître paradoxal, étant donné l'infection par voisinage de la moelle des os, mais ce qui est vraisemblablement dû à l'intensité même de cette infection qui a porté sur la moelle des os, la paralysant en quelque sorte et l'empêchant de réagir.

4. — Ce petit malade est toujours dans le même état, il est extrêmement faible et a un peu de diarrhée jaune. Ponction du coude droit qui est le plus tuméfié et qui donne issue à une notable quantité de pus également à pneumocoques, suivie d'une injection de 2 centimètres cubes de la solution du collargol. Après l'évacuation de la jointure, on sent très nettement que les surfaces articulaires sont disjointes et il semble de plus qu'il y ait un décollement épiphysaire au niveau de l'extrémité inférieure de l'humérus.

On ponctionne également le genou droit et l'on retire 30 grammes environ d'un pus analogue aux précédents. La ponction est suivie d'une injection de 5 centimètres cubes d'une solution d'itrol à 1/4000 ; T. M. 36°4, T. S. 36°8.

5. — Etat général de plus en plus mauvais. Diarrhée. L'épanchement s'est reproduit d'une façon notable au niveau du genou gauche.

Ponction de l'épaule et du coude gauche.

T. M. 38°4. T. S. 37°5.

6. — Etat stationnaire. Le pus s'étant reproduit au niveau des deux genoux, on ponctionne ces deux articulations. A l'auscultation de la poitrine on entend des râles crépitants aux deux bords.

T. M. 38°2, T. S. 37°.

7. Etat général très précaire, affaiblissement extrême. Dyspnée. A l'auscultation de la poitrine persistance des râles souscrépitants aux deux bords en arrière avec foyer des râles très fins à la base gauche. Le petit a eu plusieurs syncopes dans la journée. Diarrhée plus abondante. Injections quotidiennes de sérum artificiel. T. M. 38°3, T. S. 38°2.

9. — Etat de cachexie extrême.

T. M. 38°4, T. S. 38°.

Décès dans la nuit.

A L'AUTOPSIE, du côté des viscères on note seulement quelques foyers disséminés de bronchopneumonie superficielle. Le foie paraît congestionné par places avec des régions plus pâles. Pas de sclérose appréciable. La rate est un peu tuméfiée.

Les reins ne présentent rien de spécial macroscopiquement. Rien à noter non plus du côté de l'encéphale.

La trépanation du rocher permet de trouver quelques gouttes d'un pus épais où l'examen bactériologique décèle du pneumocoque mélangé à un grand nombre d'impuretés.

L'examen des articulations malades permet de constater que les collections étaient intra et extraarticulaires. Les ligaments sont distendus et font par endroits avec le pus un magma informe. Les surfaces articulaires sont dénudées, déchiquetées, le cartilage manque par place. Il y a un décollement juxtaépiphysaire à l'extrémité inférieure des deux humérus. L'ensemencement de la moelle osseuse au voisinage des articulations malades permet d'isoler du pneumocoque, mais l'ensemencement du sang du cœur reste négatif à ce point de vue.

L'examen histologique du foie y montre l'intégrité du parenchyme avec seulement une congestion très intense intertrabéculaire, il est impossible de déceler des microorganismes sur les coupes d'organes.

Sur les préparations de la rate on voit que les corpuscules de Malpighi sont tuméfiés et on constate la présence d'une quantité très abondante d'hématies nuclées, il n'y a pas de modification appréciable dans l'ordination de la trame conjonctive.

Le rein a ses épithéliums intacts. En certains points il y a un peu de congestion des glomérules de Malpighi, mais la lésion la plus appréciable est la constatation de l'existence au voisinage de certains glomérules, et ordonnés suivant la direction d'une artériole de petits amas de cellules dans lesquelles on distingue des polynucléaires, des myélocytes éosinophiles et des plasmazellen en grande quantité.

Observation IV

(Valleix. — *Bull. Soc. anat.* 1834.) Résumée.

F..., née le 5 septembre 1834, envoyée à l'infirmerie des enfants trouvés le 14 du même mois, pour quelques pustules très petites contenant une gouttelette de pus blanc, et entourées d'un petit cercle rouge peu intense ; elles existaient sur le cou et la poitrine. Cette petite fille venait de la maison d'accouchement avec cette note : enfant robuste et bon à donner sur le champ à une nourrice. Le 15, on s'aperçoit qu'elle ne peut remuer le bras gauche et qu'elle pousse des cris lorsqu'on veut lui faire exécuter des mouvements.

Ce membre ne nous a rien offert de remarquable en aucun point de son étendue. Le 20, diarrhée peu abondante de matières jaunes. Le 21, l'enfant remue plus facilement le bras gauche, et, la diarrhée cessant, on le croit en convalescence ; mais le 25 on voit paraître au-dessus de l'articulation radio-carpienne droite une tumeur volumineuse qui occupe le tiers inférieur de l'avant-bras et contourne entièrement le radius, en présentant une fluctuation très évidente ; le cubitus paraissait normal. Les explorations sont douloureuses, l'enfant tient la main et les doigts dans la demi flexion. La diarrhée reparaît, la respiration est gênée, la face grippée, les lèvres rouges, sèches, fendillées, il y a quelques grains de muguet sur la langue. Le 27, parait une nouvelle tumeur fluctuante et douloureuse vers l'articulation, scapulo humérale gauche qui paraît en être le siège le moignon de l'épaule fait une saillie considérable. Les yeux sont ternes, les paupières cerclées de noir, il y a du muguet, la respiration est beaucoup plus gênée, le pouls est faible, filiforme, irrégulier, l'abattement est marqué. Le 28, mort.

Autopsie. — L'articulation scapulo-humérale est parfaitement sáine, mais on trouve une disjonction épiphysaire avec une once de pus blanc, peu consistant et sans odeur. La partie supérieure du corps de l'humérus est entièrement dénudée. Les parois de l'abcès sont formées par le périoste décollé, qui à la partie inférieure du foyer s'insère sur un bourrelet osseux d'apparence spongieuse, élevé au-dessus du niveau de l'os, et qui se prolonge en mourant jusqu'au-dessus de la partie moyenne de l'humérus.

La tumeur du poignet contient autant de pus que la précédente On y voit les mêmes lésions portant sur la région diaphyso-épiphysaire, l'articulation radio-carpienne étant indemne. Un foyer purulent couleur lie de vin existait également à l'extrémité supérieure et interne du tibia droit, sous le périoste, avec décollement épiphysaire ; l'extrémité inférieure du tibia droit présente les mêmes lésions ; même constatation à l'extrémité supérieure du tibia gauche. Au-devant du sacrum est un abcès contenant un pus blanc et bien lié ; la première vertèbre sacrée est dénudée de son périoste, l'éminence épiphysaire gauche de cette vertèbre est séparée du reste de l'os. Le foyer purulent communique d'une part avec les articulations lombo sacrée et sacro-iliaque dont les cartilages sont détruits. La branche postérieure de l'ischion est séparée de son cartilage et une petite quantité de pus en baigne l'extrémité.

Il y a des traces d'inflammation sur l'estomac et l'intestin grêle. A la surface de chaque poumon, on voit une vingtaine de lobules altérés, d'un rouge très foncé et compacts.

Observation V

(Bargioni. — *Lo spérimentale* 1864.)

L'enfant Thamar F..., reçu avec sa mère dans la clinique obstétricale, le 5 décembre 1851, était né le 9 novembre de la même année. Au moment de la naissance, le médecin constata sur les fesses 4 pustules qu'il diagnostiqua pustules varioliques, et ce diagnostic fut confirmé par MM. les professeurs de l'école de Florence.

Quelques jours après, parut sur tout le corps de l'enfant, et principalement aux extrémités et à la partie externe des fesses, une éruption en grande partie pustuleuse, en partie constituée par une forme mi-vésiculeuse, mi-bulbeuse, on pourrait dire une éruption pemphigoïde. On découvrit en effet, à la plante des pieds, des débris de croûtes minces, indices certains d'une éruption antérieure de pemphigus. L'existence d'autres symptômes syphilitiques corroborait cette manière de voir (coryza, plaques muqueuses aux lèvres, onyxis au pouce de la main droite, physionomie sénile).

L'enfant étant mort le 22e jour de sa naissance, l'autopsie montra les altérations suivantes :

Un amas de matière jaunâtre, grumeuse, semblable à celle qui constitue d'ordinaire les gommes syphilitiques, entre la dure-mère et l'os frontal ; le microscope démontre dans cette matière des granulations graisseuses, des globules purulents en voie de formation, et, dans le voisinage de la dure-mère, des corpuscules de tissu conjonctif.

Dans le parenchyme pulmonaire, des petits dépôts d'une matière jaune, grisâtre, dure, et d'autres qui étaient ramollis et dans lesquels la matière diffluente était composée de globules purulents. Une collection de pus dans l'articulation huméro-cubitale droite avec érosion des cartilages.

Dans les points de connexion des diaphyses aux épiphyses de la plus grande partie des os longs, des dépôts de matière grumeuse, de couleur jaunâtre et par la présence de cette matière, on pouvait facilement détacher une portion d'os de l'autre. Cette matière se trouvait aussi infiltrée dans la substance osseuse elle-même et mêlée, dans quelques articulations à des débris d'os nécrosé, surtout au niveau de l'extrémité inférieure du fémur gauche, où on trouve, en outre, un sequestre de la grosseur d'un petit pois. Au microscope on reconnut que cette matière était principalement composée de globules purulents en voie de formation, de granulations graisseuses, et de quelques lobules fusiformes.

Le foie, un peu plus volumineux que d'ordinaire, n'offrait rien d'anormal.

Observation VI

(Guéniot. — *Gaz. des Hôp.* 9 février 1889 Résumée).

Garçon âgé de 20 jours. La mère âgée de 25 ans a eu 2 enfants. Cet enfant né à terme, d'apparence chétive, entre le 24 décembre 1868 dans le service de M. Guéniot pour une ulcération gangréneuse du pli de l'aine droit. Il y avait en outre une ulcération de l'ombilic, une paralysie ou inertie des 4 membres, et un décollement des cartilages épiphysaires à l'extrémité supérieure des 2 jambes. Les 4 membres sont amaigris, flasques, et inertes, sans la moindre contraction musculaire. La sensibilité paraît fort émoussée à la piqûre. Le 19 décembre, le malade qui n'a plus la force de téter, meurt après avoir présenté quelques plaques érythémateuses au visage, à la voûte palatine, et sur les membres inférieurs.

Autopsie. — Sauf les extrémités supérieures des 2 cubitus et des 2 radius, toutes les extrémités diaphysaires des os des membres sont altérées, enflammées, suppurées. Les extrémités osseuses qui confinent aux cartilages diaphysaires sont très injectées avec taches ecchymotiques ; entre l'os et le cartilage est une couche de pus grisâtre et épais ; le foyer purulent a une forme lenticulaire dont la circonférence est limitée par la coque périostique qui relie encore le cartilage à l'os. Les articulations et les diaphyses sont saines. Les ganglions lympathiques de l'aisselle, du pli de l'aine, du creux poplité, ont des 2 côtés un développement exagéré. A la face convexe du foie sont 2 plaques d'un jaune sale, ayant tout à fait l'apparence du pus ; une troisième plaque siège à la face inférieure; ces plaques siègent sous la capsule de Glisson et n'ont pas plus de un cinquième de millimètre d'épaisseur à la coupe. Une plaque de matière puriforme se voit également à la face antéro-externe des lobes supérieur et moyen du poumon droit, sous la plèvre.

Observation VII.

(Humbert. — *Soc. anat. Paris*, 1870.)

D..., veuve M..., âgée de 28 ans, entre le 12 décembre 1869, à l'hôpital Lariboisière, dans le service de M. le Pr Verneuil. Il y a 9 mois, premier accouchement naturel et à terme. L'enfant qui paraissait parfaitement sain au moment de la naissance, a été atteint 3 mois après d'éruption cutanée dont il est impossible de préciser la nature.

A son entrée à l'hôpital, il porte au niveau de la paupière supérieure droite une tumeur assez volumineuse, d'un rouge livide, marquée au centre d'un point grisâtre, molle et fluctuante. Diagnostic : gomme de la paupière supérieure. Il présente en outre d'autres tumeurs moins considérables que celles-ci et siégeant au niveau de l'os frontal et sur les membres supérieurs, notamment à l'extrémité inférieur du cubitus gauche ; il n'y a sur ce point aucune altération des téguments.

D'après les renseignements que fournit la mère, on suppose qu'elle a été atteinte de syphilis au commencement de sa grossesse; ni elle ni son enfant n'ont jamais suivi aucun traitement.

Dès son entrée, l'enfant est soumis au mercure à l'intérieur et aux bains de sublimé. La tumeur de la paupière s'ulcère, se ride, et se cicatrise complètement, mais les autres restent stationnaires.

Faiblesse, amaigrissement, état cachectique profond. Mort le 31 décembre.

A l'autopsie, on trouve das lésions viscérales et osseuses. Le foie volumineux ne présente pas de lésions superficielles, mais, à la coupe, on y rencontre de petites tumeurs gommeuses, miliaires, un peu plus grosses qu'une tête d'épingle, disséminées çà et là sous la forme de points d'un blanc-jaunâtre, sans modification apparente du tissu environnant. Dans la rate, les produits morbides atteignent le volume d'un pois à celui d'une noisette, elles siègent sous la capsule notablement épaissie et la soulèvent légèrement. Le lobe inférieure du poumon gauche est hépatisé, et tombe au fond de l'eau, on trouve çà et là, dans ce lobe, comme dans le reste des deux poumons, des masses d'aspect caséeux, de la grosseur d'un pois à celle d'une petite noisette, mais ici on ne peut affirmer qu'il s'agisse plutôt de tumeurs gommeuses que d'une de ces pneumonies catarrhales caséeuses, qui font si souvent partie, au dire de Virchow, des affections pulmonaires, simplement inflammatoires, d'origine syphilitique. Les ganglions bronchiques présentent des altérations analogues qui se retrouvent à un degré plus avancé dans les ganglions sous-maxillaires dont quelques-uns sont complètement ramollis.

L'extrémité inférieure de l'humérus droit et l'extrémité supérieure du cubitus du même côté sont envahies par une ostéite qui a détruit un grand nombre de cloisons du tissu réticulé et dont le pus s'est fait jour dans l'articulation. A la partie inférieure de l'humérus gauche, on peut voir ce processus à son début sous la forme de trois points jaunâtres isolés, parfaitement circonscrits et entourés par le tissu médullaire qui a conservé sa coloration normale. La moitié inférieure du cubitus correspondant présente un renflement fusiforme qui quadruple au moins son volume normal; une section verticale de l'os montre que toute cette partie est occupée par une masse blanchâtre puriforme, au milieu de laquelle les trabécules osseuses ont seules persisté ; à la circonféaence, le tissu compact est aussi détruit et le périoste seul sépare la cavité de l'os des parties environnantes.

Enfin le frontal offre aussi les caractères les plus nets de l'ostéopériostite gommeuse ; trois tumeurs principales se font remarquer par leur volume : une gauche, une droite à peu près près circulaire, une médiane allongée transversalement. A gauche et à droite, elles ont complètement perforé l'os et sont visibles à la face interne ; celle du milieu, ainsi que deux ou trois autres plus petites, disséminées sur divers points, ont seulement détruit la table externe.

Elles contiennent, pour la plupart, une matière liquide, jaunâtre, puriforme, qui est plus consistante et plus caséeuse. dans celles dont le développement est moins avancé.

Observation VIII.

(Parrot. — *Soc. de Biologie*, 1872). Résumée.

Garçon, 55 jours, est admis aux enfants assistés le 19 février 1872.

Il présente un coryza croûteux, des fissures sur le limbe labial, et de nombreuses érosions sur la langue et la partie antérieure de la voûte palatine. La peau de la lèvre inférieure et du menton est couverte de plaques saillantes, arrondies, qui sont le siège d'un suintement habituel. Sur toute la surface des membres inférieurs est une éruption papulo vésiculeuse qui a a déterminé sur les parties habituellement en contact avec l'urine (scrotum, fesses, région postéro supérieure des cuisses), des ulcérations très étendues, à bords taillés à pic, à fond jaune et et suintant.

Traitement. — 4 gr. liq. de Van Swieten.

27 *mars*, — Dyspnée, T. rectale = 39° 8, soufle dans le sommet du poumon droit. Menton et lèvres guéris. Des ulcérations fessières il ne reste qu'une très petite surface excoriée, Coude droit tuméfié. Fluctuation.

28 *mars*. — Soufle dans les deux sommets en arrière T = 40°2. Mort.

Autopsie. — Presque tous les os des membres présentent les mêmes altérations, bien qu'à des dégrés différents. En particulier, l'humérus est mou et de couleur rosée à son extrémité inférieure ; toute la moitié inférieure de l'os est enveloppée d'une couche de nouvelle formation, plus poreuse que le tissu compact normal, et dont les canaux ont une direction perpendiculaire à l'axe de la diaphyse : en arrière, elle a un millimètre d'épaisseur et un demi millimètre en avant.

L'articulation huméro cubitale droite contient une certaine quantité de pus qui a fusé vers le haut en arrière. La portion articulaire du cubitus n'a plus de cartilage, le tissu spongieux avoisinant est jaunâtre, ses aréoles sont remplies par une matière qui a la couleur et la consistance du pus et qui forme une une collection dans une cavité du volume d'un grain de chénevis près de l'extrémité olécranienne. Dans sa région supérieure, la diaphyse est couverte par une couche osseuse nouvellement formée.

Pleuro-pneumonie double et péricardite généralisée, avec abcès.

Observation IX.

(Parrot, *Arch. Physiol.* 1872). Résumée.

Léonie H..., née le 2 décembre 1869 d'une mère supposée atteinte de syphilis, entre à l'hôpital le 5 février 1870. Elle a du coryza et porte sur la face, les membres inférieurs et la région sacrée, une éruption légèrement papuleuse, d'un rouge un peu jaunâtre. Sur le dos sont des squames assez épaisses.

Les plis de l'anus sont très saillants avec quelques ulcérations.

Le membre supérieur gauche est flasque et pend le long du corps, et la piqûre ne provoque de mouvement que dans la main et l'avant-bras, mouvement d'ailleurs limité. Le moignon de l'épaule est notablement tuméfié ; les membres inférieurs ne présentent que des mouvements spontanés à peu près nuls. La sensibilité paraît intacte. Les ganglions axillaires et inguinaux sont tuméfiés. Un souffle cardiaque intense, systolique, remplit le petit silence sans masquer les bruits normaux, et est perçu dans une grande étendue du thorax en arrière et en avant.

Traitement. — 2 gr. liq. de Van Swieten.

7 *Février.* — L'enfant suce mal, il a de la diarrhée verte. Mort le 9.

Autopsie. — A la partie interne de l'extrémité inférieure de l'humérus, au-dessous du périoste, est une exostose très allongée ayant en quelques points 2 millimètres d'épaisseur et longue de 25 millimètres. Les deux épiphyses humérales sont très mobiles; près d'elles, le tissu spongieux est remarquablement raréfié. L'articulation scapulo-humérale gauche renferme une matière liquide, jaune verdâtre, qui ressemble à du pus, la capsule ligamenteuse est très relâchée, la mobilité de la tête osseuse est excessive. Le col de l'omoplate gauche sur ses deux faces, le cubitus gauche dans toute sa région supérieure, la face externe de l'os illiaque droit, présentent une couche osseuse surajoutée de un demi à 3 millimètres d'épaisseur. Les deux épiphyses du fémur droit sont mobiles ; en haut le tissu spongieux adjacent au cartilage est altéré sur une longueur de 15 millimètres et présente au lieu, de la teinte chocolat qui est normale, une coloration grise d'autant plus jaunâtre qu'on se rapproche plus du cartilage. L'extrémité supérieure du tibia droit est mobile sur la diaphyse.

L'oreile moyenne est remplie de pus verdâtre.

Au sommet du poumon droit en arrière, et à la partie supérieure du lobe inférieur, il y a quelques noyaux d'hépatisation.

Les bords de la valvule mitrale, sur sa face auriculaire, sont couverts de végétations rosées, lisses, et presques transparentes, très saillantes sur quelques points. Quelques végétations siègent aussi sur la tricuspide et les valves de l'orifice pulmonaire.

Observation X.

(Troisier. — *Soc. méd. des Hôp.*, 1883) Résumée.

Le 16 mars 1883, un enfant de 6 semaines est amené par sa mère parce qu'il tousse depuis quelques jours, a de la diarrhée et dépérit visiblement. A l'examen, on constate des râles muqueux disséminés dans les deux poumons, une forte dyspnée, et de la fièvre.

On remarque des symptômes de syphilis héréditaire : roséole sur presque toute la surface cutanée, coryza, alopécie ; de nombreuses plaques arrondies, cuivrées, ulcérées, et couvertes d'une croûte jaunâtre, siègent surtout sur les fesses et la face. L'abdomen, très tuméfié, est sillonné par de nombreuses veines dilatées. L'état cachectique est très prononcé. Ces différents accidents ne dataient que d'une quinzaine de jours. La mère ne présente aucun symptôme de syphilis actuelle. Il n'y a pas de renseignements sur le père.

Il y a une pseudo paralysie du membre supérieur gauche qui est complètement immobile ; on remarque seulement quelques faibles mouvements volontaires des doigts, et, lorsqu'on fléchit et qu'on étend l'avant-bras, ou lorsqu'on pince la peau, il se produit une contraction appréciable du biceps. La sensibilité est conservée. Cette impotence du bras gauche datait de 8 jours, au dire de la mère. On remarque aussi que les membres inférieurs, indemnes le matin, commencent à se prendre le soir. La mort se produit le jour même.

Autopsie. — Le cartilage conjugal de l'extrémité supérieure de l'humérus gauche est séparé de la diaphyse par un détritus offrant l'apparence du pus concret.

Le foie présente à sa surface les grains de semoule de Gubler. La rate, augmentée de volume, est couverte d'un mince exsudat pseudo-membraneux. L'un des poumons présente l'hépatisation blanche de Virchow.

Observation XI

Damaschino. — (*Soc. Med. Hôp.* 1883).

J'ai observé un certain nombre de fois, dit Damaschino, des exemples remarquables, au double point de vue anatomique et clinique, de l'affection si bien décrite par M. le Pr Parrot, et je suis persuadé qu'elle n'est pas excessivement rare. Il cite de mémoire, l'observation d'un enfant de quelques mois qui fut présenté comme atteint de paralysie atrophique. Le bras était en effet immobile, mais il y avait douleur vive, l'état général était altéré, contrairement à ce qu'on voit dans l'atrophie spinale infantile. Le diagnostic de pseudo paralysie syphilitique fut porté. Le lendemain, le membre supérieur du côté opposé et l'un des membres inférieurs furent atteints. L'enfant mourut, et à l'autopsie on constata les lésions décrites par Parrot et semblables à celles que montrait Troisier. Il y avait en outre des lésions viscérales qui ne laissaient aucun doute, dit l'auteur, sur l'existence de la syphilis héréditaire chez cet enfant.

Observation XII

Parrot. — (*Arch. de Physiol.* 1872). Résumée.

Syphilis osseuse sans suppuration avec ou sans symptômes de syphilis.

Marie L..., née le 14 février 1869, d'une mère primipare, bien portante actuellement, et disant l'avoir toujours été. Le père est inconnu. Immédiatement après sa naissance, on remarque qu'elle est faible, et que ses membres inférieurs sont pendants. Il y a de l'œdème considérable des extrémités. Les mouvements spontanés ou provoqués qu'on perçoit aux membres sont excessivement limités, et surtout appréciables dans les doigts et les orteils ; une piqûre de la peau provoque des cris sans rompre l'immobilité.

Pouls = 96. T. rectale = 34°5.

Mort le 1er mars.

Autopsie. — Presque tout le système osseux est altéré, et ces altérations sont les mêmes partout. En particulier, à l'extrémité inférieure du fémur, le cartilage parait sain, mais les parties de la diaphyse qui l'avoisinent sont d'un blanc opaque avec des foyers de ramollissement inégalement distribués ; un peu plus loin, est une surface d'un centimètre environ de large, jaune grisâtre à la périphérie, qui rouge au centre, est plus friable, moins dure que les autres parties du tissu spongieux. Les lésions sont les mêmes aux autres extrémités osseuses. On remarque des disjonctions épiphysaires à l'extrémité inférieure du cubitus droit et aux deux extrémités du tibia gauche. A la main droite, seule examinée, la première phalange du médius et l'extrémité inférieure du quatrième métacarpien sont seuls atteints. Au tarse, les parties ossifiées, jaune sale, se détachent aisément du cartilage qui les entoure. Les côtes sont atteintes au voisinage de leur portion cartilagineuse. Le long des crêtes iliaques et au niveau des points d'ossification du bassin, les parties malades ressemblent à une substance gélatiniforme parsemée de taches opaques. La plupart des noyaux osseux du sternum sont entourés d'une zone jaunâtre. Parmi les vertèbres, l'axis est seule altérée. Les os du crâne et de la face sont sains.

Les poumons présentent en arrière des lobules durs, friables, violacés ou gris jaunes, dont la coupe présente une surface grenue et dont les fragments plongent dans l'eau. Il y a un œdème interlobulaire des plus prononcé.

Le foie est rouge ou jaune d'ocre à la surface ; cette dernière coloration est plus marquée à gauche, et là le viscère est plus dur, plus élastique. Çà et là, sur le fond jaune, est un semis de grains blancs opaques qui rappellent ceux de la semoule ; le péritoine est intact. A la coupe les mêmes particularités se présentent, les tranches sont lisses, luisantes; les taches jaunes ont en général une forme circulaire.

La muqueuse gastrique est couverte d'une épaisse couche de mucus très adhérent, coloré sur un grand nombre de points par une matière brune qui masque de petites ulcérations arrondies.

La rate est molle et friable.

Les reins ont la teinte feuille morte.

Observation XIII

(Parrot. — *Soc. anat.* 1875). Résumée.

La mère a eu des accidents syphilitiques seulement à partir du troisième mois et présentait, quelque temps avant l'accouchement, des plaques muqueuses. L'enfant, né à Lariboisière, fut envoyé à l'hospice des enfants assistés avec de la diarrhée très intense. Parrot fut frappé de l'apparence particulière de la peau du menton. Cette apparence qu'on observe chez les enfants syphilitiques se caractérise par une teinte rouge ou cuivrée et l'existence de plis convergents vers la lèvre inférieure. En outre, il existait de la pseudo paralysie. Lorsqu'on pinçait l'enfant, il remuait un peu les membres inférieurs, mais nullement les membres supérieurs qui étaient complètement paralysés. En prenant les membres, on constatait une mobilité assez grande au niveau de la plupart des articulations, et surtout marquée à l'articulation scapulo humérale. Cet enfant est mort le lendemain de son entrée.

Autopsie. — Le foie présente l'aspect dit de pierre à fusil. La rate est augmentée de volume. L'humérus est enveloppé d'une couche jaunâtre, teinte de maïs; de plus, il existe un décollement des épiphyses, car la séparation a lieu non pas au niveau du cartilage épiphysaire, mais dans la diaphyse, à 1 ou 2 millimède ce cartilage.

Observation XIV

(Porak. — *Loc. chir.* 1877). Résumée.

L'enfant naît dans le service de Mr Polaillon à la maternité annexe, le 9 juin 1877, d'une mère manifestement syphilitique, (présentation du siège en S I G A) ; les bras furent extraits sans peine par la sage femme de garde, et on ne perçut aucun craquement. Le lendemain Mr Polaillon remarque l'impotence du bras gauche, et reconnaît une fracture de l'extrémité supérieure de l'humérus. Le bras droit semble aussi paralysé, mais on ne constate aucune fracture de ce côté. Il y a quelques mouvements des doigts moins marqués à gauche qu'à droite. Il y a aussi une certaine paresse des membres inférieurs.

On remarque de l'œdème du bras et de la main gauche. A la palpation attentive, on reconnaît un épaississement des extrémités osseuses aux articulations du coude, surtout à gauche. Le fémur gauche est un peu épaissi ; il y a une saillie marquée de la tubérosité interne du tibia droit. La douleur est vive, surtout aux bras. On ne voit aucun autre symptôme de syphilis.

10 *juin*. — L'œdème du bras disparaît. On applique un appareil inamovible.

11 *juin*. — Ictère très prononcé.

12 *juin*. — Diarrhée verte.

15 et 16 *juin*. — Vomissements noirâtres, comme mêles de sang.

17 *juin*. — Mort.

Autopsie. — Humérus fracturés. A l'extrémité supérieure du fémur gauche, déformation qui rappelle un cal, mais sur une coupe on voit à 5 ou 6 millimètres du cartilage une ligne de brisure transversale. Il n'y a pas de déplacement osseux. Le fémur droit présente une brisure semblable.

Aux poumons, sugillations ecchymotiques du bord postérieur, emphysème et surtout œdème très prononcé. Petits infarctus hémorragiques surtout au sommet du poumon gauche.

Observation XV

(Parrot. — *Soc. anat.* — 1878).

Parrot présente, de mémoire, l'observation d'un nouveau-né dont les membres inférieurs ballotaient en tous sens, comme les jambes d'un polichinelle, et qui pouvait faire croire à une paralysie ; on fit le diagnostic de syphilis osseuse avec brisure des membres au niveau des épiphyses.

A l'autopsie on trouva les lésions de la dégénérescence gélatiniforme de la moelle des os longs, et une fracture du tibia à un centimètre au dessous de l'articulation du genou.

Observation XVI

(Pellizari. — *Annales Dermat. et syph.* 1880).

Mère manifestement syphilitique, l'enfant, du sexe féminin, est atteinte d'une lésion osseuse circonscrite affectant le radius droit. La palpation montre une tuméfaction considérable du tiers moyen de la diaphyse ; à ce niveau l'os présentait une certaine flexibilité et la pression déterminait une douleur très vive.

Mort quelque temps après, de broncho pneumonie.

Autopsie. — Radius uniformément tuméfié dans sa moitié inférieure, il y a une fracture incomplète à l'union du tiers inférieur avec le tiers moyen, et les fragments sont maintenus engrenés par une lamelle osseuse de 2 millimètres et par le périoste épaissi comme un étui protecteur. En ouvrant le foyer de la fracture, on trouve l'os en état de dégénérescence gélatiniforme.

Observation XVII

(Charrin. — *Gaz. méd.* 1873).

Pseudo paralysies syphilitiques sans autopsie.

Garçon né 15 jours à 3 semaines avant terme, le 14 février 1873 d'une mère nettement syphilitique, a dès les premiers jours du coryza avec écoulement muco purulent abondant qui persiste jusqu'à la mort.

Etat général satisfaisant.

Au début de mars, quelques rares papules paraissent, disséminées sur tout le corps, surtout sur le dos ; l'éruption se fait par poussées successives.

Le 23 mars, inertie du membre supérieurs gauche avec douleur vive. Coude un peu tuméfié, sans changement de coloration de la peau.

Le 27 mars, mort de broncho-pneumonie.

Observation XVIII

(Comby. — *Revue des Mal. de l'Enfance*, 1891).

Enfant maigre et cachectique, âgé de 2 mois 8 jours, présente des plaques muqueuses des lèvres qui sont couvertes de croûtes épaisses, empêchant la succion et obstruant les narines. Il n'y a aucun mouvement des pieds, ni des mains. Aucune lésion clinique des os.

Mort 7 jours après, malgré le traitement.

Observation XIX

Moncorvo. — *Ann. Dermat. et syph.*, 1898).

Garçon, âgé de 2 mois. Coryza à la naissance. Au moment de l'examen, alopécie, coryza, rhagades labiales, bras droit inerte, douloureux, avec œdème léger et crépitation.

Mort 3 semaines après, les symptomes de paralysie ayant presque totalement disparu.

Observation XX

(Moizard. — *Th.* Gouez, Obs. XII).

Syphilis paternelle. Enfant âgé de 2 mois présente des signes nets de syphilis.

L'enfant meurt 17 jours après le début du traitement spécifique, après avoir présenté pendant 13 jours de la température avec amaigrissement et quelques symptomes de bronchite, bien qu'à l'autopsie on ne trouve rien qui explique la mort. L'éruption qu'avait l'enfant à son entrée a disparu, mais aux pieds et aux jambes paraissent des saillies dues à une infiltration gommeuse du derme. Il y a intégrité des os qui se sont réparés.

Observation XXI

(Moizard. — *Th.* Gouez. Obs. XIII).

Enfant âgé de 2 mois, présente des lésions syphilitiques très nettes et des décollements épiphysaires multiples.

Il meurt 2 jours, après son entrée à l'hôpital, de broncho-pneumonie.

CONCLUSION

1° L'Ostéomyélite dans la syphilis héréditaire précoce semble assez fréquente, étant donné la rareté de l'ostéomyélite des nourrissons.

2° La Syphilis favorise l'apparition de l'ostéomyélite de 3 façons :

1° Elle affaiblit le sujet.

2° Elle produit sur la peau ou les muqueuses des lésions qui s'infectent.

3° Elle attaque les épiphyses et crée un point de moindre résistance.

Ce dernier mode semble justifié par l'apparition de l'ostéomyélite, dans tous les cas à l'âge même où l'on voit paraître la pseudo paralysie syphilitique.

3° La Symptomalogie de l'ostéomyélite dans la syphilis est celle de toute ostéomyélite, avec la généralisation plus marquée, la multiplicité des foyers osseux, la tendance à gagner les épiphyses. D'autre part l'état cachectique du malade semble plus marqué et ses réactions de défense, en particulier la température sont moins nets.

Les symptômes locaux sont au début ceux de la pseudo-paralysie syphilitique, il n'y a ni rougeur, ni fluctuation, ni arthrite ; plus tard, le tableau est celui de l'ostéomyélite avancée avec les 3 symptômes précédents. C'est d'ailleurs à cette 2^{em} période que les malades ont été examinés dans nos 3 cas bactériologiques et dans la plupart des observations de pseudo paralysie que nous considérons comme appartenant à l'ostéomyélite, c'est-à-dire tous ceux où l'autopsie a montré la présence de pus.

4° Le diagnostic repose sur les symptômes caractéristiques de l'ostéomyélite (rougeur, fluctuation, arthrite) ; les arthrites suppurées, au cours de la syphilis héréditaire des jeunes enfants, sont de nature ostéomyélitique, ce qui vient confirmer cette phrase de M. le Pr Fournier que la syphilis n'aime pas les articulations, lorsqu'il n'y a pas de lésions osseuses l'arthrite est de nature pyémique.

Si l'ostéomyélite est examinée au début, on utilisera plusieurs caractères qui, sans être pathogomoniques, apportent par leur groupement un appoint sérieux au diagnostic qui doit être fait surtout avec la pseudo paralysie syphilitique.

(*a*) La pseudo paralysie syphilitique n'a pas été observée après 3 mois 1/2.

(*b*) La localisation de la pseudo-paralysie syphilitique sur les membres inférieurs seuls est très exceptionnelle, on la rencontre surtout aux membres supérieurs seuls ou aux membres supérieurs et inférieurs.

(*c*) L'état général semble souvent plus gravement atteint et les symptômes de réaction sont moins apparents.

(*d*) L'infection de l'enfant, que l'on peut trouver dans presque tous les cas d'ostéomyélite, comme l'a signalée M. le Pr Lannelongue sera recherchée avec soin car elle manque dans la plupart des cas de pseudo paralysie spécifique. On la découvrira soit dans les commémoratifs (état puerpéral de la mère, plaies de l'enfant), soit parmi les symptômes (état inflammatoire d'un organe).

5° Le pronostic, grave dans l'ostéomyélite du nourrisson est fatal dans les cas que nous avons pu rassembler où le sujet était syphilitique. Peut-être l'étude plus complète de cette question fera-t-elle découvrir des cas de guérison qui ont jusqu'ici passé inaperçus et qui ont été publiés sous d'autres dénominations en particulier sous celle de pseudo paralysie syphilitique.

6° Le traitement est à la fois celui de l'ostéomyélite et de la syphilis.

Paris. — Imprimerie de l'Institut de Bibliographie.— xii-1903.— N° 1359

www.ingramcontent.com/pod-product-compliance
Ingram Content Group UK Ltd.
Pitfield, Milton Keynes, MK11 3LW, UK
UKHW020937180726
13838UKWH00002B/999